스미홈트
다이어트 플래너

한 그루의 나무가 모여 푸른 숲을 이루듯이
청림의 책들은 삶을 풍요롭게 합니다.

DIET PLANNER

스미홈트
다이어트 플래너

박스미 지음

청림Life

PROLOGUE

우리는 살다 보면 뜻하지 않게 중요하지 않고, 의미 없는 일에 많은 시간을 빼앗겨요. 그래서 성공한 사람들은 대부분 일의 효율을 높이기 위해서 계획표부터 먼저 작성하지요.
생활계획표, 사업계획표, 공부계획표, 방학계획표, 업무계획표 등.

이 세상에는 정말 다양한 계획표가 존재해요. 계획표를 작성하면 시간을 어떻게 효과적으로 사용할 것인지, 목표가 무엇인지 또렷해지고, 매일매일 내가 계획한 대로 잘하고 있는지 눈으로 확인할 수도 있기 때문에 내가 얻고자 하는 것을 좀 더 수월하게 성취할 수 있어요.

다이어트 또한 마찬가지예요. 그냥 대충 적게 먹고 많이 움직인다고 해서 몇 년 동안 차곡차곡 쌓아왔던 살들이 쉽게 빠지지 않아요. 다이어트가 쉬웠다면 이 세상에 있는 모든 사람들이 다이어트에 성공을 했겠지요.
많은 분들이 다이어트를 결심한 후 막연히 이렇게 생각해요. "나는 이번 여름까지 10kg을 감량할 거야." 그러면서 무작정 굶거나 불규칙하게 먹고, 한 번에 몰아 먹으면서 무리하게 장시간 운동을 하지요. 그리고 작심삼일로 다이어트가 끝이 나요.

다이어트에 성공을 하려면 정말 작은 것부터 하나하나 계획하고 지켜나가야 해요. 저는 다이어트할 때 늦어도 몇 시에 자고, 몇 시에 일어나, 몇 시에 아침, 점심, 간식, 저녁을 먹을지, 또 무엇을 먹을 것인지, 운동은 언제 얼마나 할 것인지 작은 것까지도 하루 전에 미리 계획을 했어요. 그리고 그것을 기본으로 다음날 하루를 계획한 대로 보냈어요. 물론, 사람의 일이란 게, 적는다고 해서 매일 그대로 되기는 어려워요. 그래도 계획하고 기록하면 그냥 머릿속으로 대충 생각해서 실천하는 것보다 훨씬 지키기가 쉬워요. 또한 내가 계획한 대로 지켜나가는 내 자신을 보면서 자신감도 더욱 상승하고 다이어트에 재미를 느끼게 돼요.

여러분들은 모두 동일하게 주어진 하루 24시간을 어떻게 활용하시나요? 그냥 막연히 "나는 너무 바빠, 시간이 없어서 다이어트를 할 수가 없어."라고 스스로와 타협하고 있지는 않나요?
우리 모두에게 시간은 부족해요. 다들 없는 시간 쪼개면서 운동하고 식단을 지키는 거예요. 그러니까 오늘부터 플래너를 작성하면서 목표를 향해 하루하루 보내보아요. 처음에는 이렇게 계획표대로 생활하는 게 익숙하지 않아 너무 힘들고 귀찮을지도 몰라요. 하지만 그건 아직 습관이 안 돼서 그러는 거예요. 꾹 참고 적어도 3~6개월 동안은 꾸준히 계획표대로 생활해보세요. 나도 모르게 몸에 습관이 되어서 이제는 기록하지 않고서도 충분히 건강한 몸을 유지할 수 있을 테니까요. 파이팅!

"한 번도 가지지 못한 것을 가지려면, 한 번도 안 해본 노력을 해야 한다!"

CONTENTS

프롤로그

CHECK MY BODY
바디 체크

- 바디체크표
- 목표 몸무게 기록
- 현재 사진, 워너비 사진 붙이기
- 평일 / 주말 시간표 짜기

DIET TIP
간단하게 보는 다이어트 상식

- 공복 유산소 운동의 효과
- 운동 순서
- 아침 식사의 중요성
- 운동 후 단백질 섭취
- 근육통과 운동
- 하루 2L의 물
- 따뜻한 물의 중요성
- 다이어트에 필요한 영양제

DIET MEMO

기록
하기

MONTHLY

DAY 1~14
  ↳ 두근두근 중간점검

DAY 15~28
  ↳ 두근두근 중간점검

DAY 29~42
  ↳ 두근두근 중간점검

DAY 43~56
  ↳ 두근두근 중간점검

DAY 57~70
  ↳ 두근두근 중간점검

DAY 71~84
  ↳ 두근두근 중간점검

에필로그

CHECK
MY BODY

—
**바디
체크**

'누구는 다이어트 약 먹으며 힘들이지 않고
그리도 살을 빨리 빼는데,
나는 먹고 싶은 것 참아가며 식단 지키고
힘들게 운동하면서도 살이 잘 안 빠질까.'
조금 늦는다고 속상해하지 마세요.
살아가면서 중요한 건
속도가 아니라 방향이니까요.

바디체크표

◆
◇

현재 몸무게 >

키 >

가슴둘레 >

허리둘레 >

팔뚝둘레 >

엉덩이둘레 >

종아리둘레 >

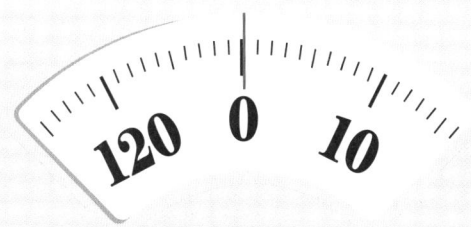

| 목표
몸무게 | | 감량
몸무게 |

keep going

현재 내 사진

health

워너비 사진

◇

happiness

평일 시간표 짜기

◆
◇

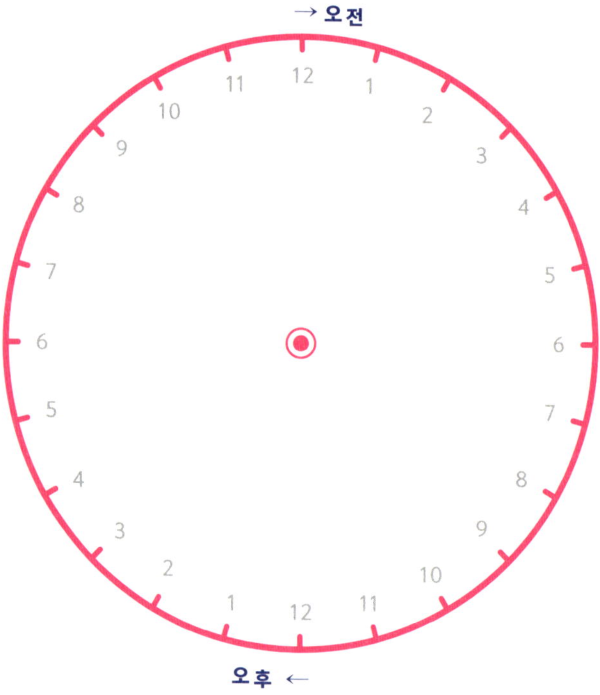

→ 오전

오후 ←

주말 시간표 짜기

◆
◇

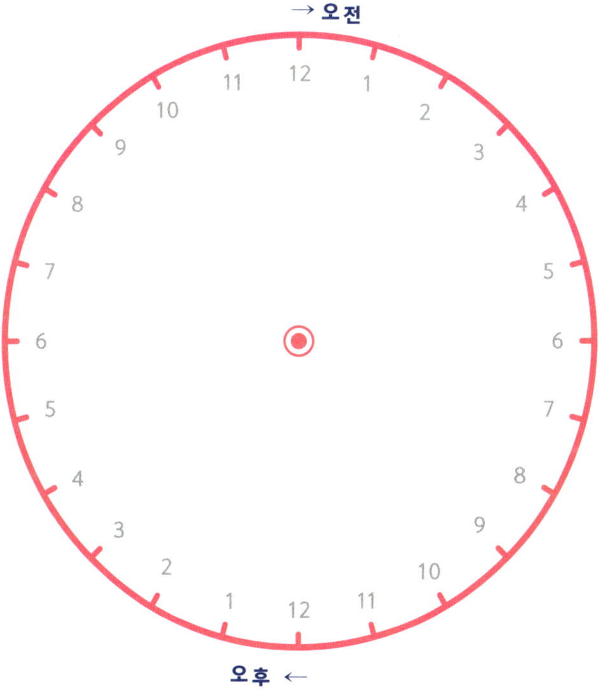

→ **오전**

오후 ←

DIET
TIP

간단하게 보는
다이어트 상식

"규칙적으로 건강하게 먹으며
꾸준히 땀 흘리며 운동을 한다면
시간은 오래 걸리겠지만
분명 몸은 변할 거예요.
그러니 매일 맛없는 것만 먹으며
힘들어하지도 말고,
매일 체중계 위에서 괴로워하지도 말고,
좌절하지도 마세요.
습관이 자연스러워지면 내 바디도
자연스럽게 아름다워질 거예요."

공복 유산소 운동의 효과

>

공복에 하는 유산소 운동은 체지방 분해에 효과적이에요. 그래서 다이어트를 하는 사람들 대부분 공복에 유산소 운동부터 하지요.

우리가 운동을 하게 되면 다음의 순서로 에너지를 사용해요.

탄수화물 → 지방 → 단백질

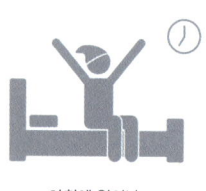

아침에 일어난 우리의 몸

평균 8시간 이상 공복을 유지한 상태
+
우리 뇌는 탄수화물(포도당)을 거의 다 사용하고 바닥난 상태

↓ 유산소 운동

바닥난 탄수화물 대신 지방을 끌어서 에너지원으로 사용

지방을 끌어서 에너지원으로 사용할 때 지방 중에서도 가장 쓰기 쉬운, 내장지방을 제일 먼저 끌어 써요. 다시 말해 아침 공복에 유산소 운동을 하는 것은, 내장지방을 태워버릴 수 있는 아주 유용한 방법이지요.

하지만 지방을 다 태워버리겠다는 마음으로, 공복에 30분 이상 무리한 운동을 하면 근손실이 일어나기 쉬워요.

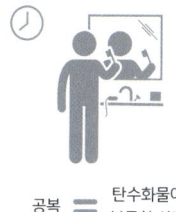

공복 = 탄수화물이 부족한 상태

**급한 대로
지방과 단백질을
끌어다 씀
+
단백질을 에너지로
쓰면서 근손실**

따라서 아침 공복에 유산소 운동을 할 때는 너무 무리하면 안 돼요. 최대 30분 정도만 유산소 운동을 하고, 이후 충분한 단백질 섭취와 꾸준한 근력 운동이 필요해요. 결론적으로, 공복에 20~30분 정도 유산소 운동을 하고, 오후에 간단히 근력 운동(무산소 운동)을 하면 아주 좋아요.

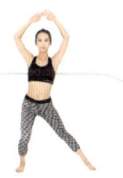

스미가 추천하는 유산소 운동
기구 : 일립티컬, 사이클
맨몸 : 버피 운동, 점핑잭, 마운틴클라임

TIP

＊기구를 이용해 유산소 운동을 할 때

유산소 기구를 이용해 운동할 때는 일정한 속도로 20~30분 동안 운동하는 것보다 강약 조절을 하면서 했을 때 훨씬 효과가 좋아요.

＊효과적인 유산소 기구 운동법

처음에는 가볍고 빠르게 5분 > 이어서 무겁고 느리게 5분 > 조금 더 가볍게 중간 무게나 스피드로 10분 > 다시 무겁게 5분 > 바로 이어서 가볍게 5분

운동 순서

>

운동할 때는 순서가 있고, 이 순서는 운동 효과에 영향을 줘요. 가장 효과적인 운동 순서는 근력 운동을 먼저 하고, 나중에 유산소 운동을 하는 거예요.

근력운동 → 유산소 운동

우리 몸은 근력 운동을 할 때 탄수화물을 에너지원으로 사용하고, 유산소 운동 같은 저강도 운동을 할 때 지방을 에너지원으로 사용해요. 근데 유산소 운동을 먼저 하면 몸의 지방이 소진되면서, 이후 몸은 뇌로 가는 당이 없다고 판단하게 돼요. 그러면서 근력 운동을 할 때 지방을 보존하려고 하죠. 그래서 지방을 효과적으로 연소시키려면 근력 운동을 먼저 하고, 유산소 운동을 나중에 하는 게 좋아요.

또 많은 분이 스트레칭을 하지 않고 바로 운동을 시작하는데, 운동 전후 스트레칭은 매우 중요해요. 스트레칭은 관절의 운동 범위를 늘려주고 유연성을 길러주거든요.

운동 전 스트레칭을 하지 않고 바로 운동을 시작하면, 근육이 놀라서 부상 위험이 커져요. 무릎이나 팔목, 발목이 괜히 시리고 아플 수도 있고요. 또 운동 후 스트레칭인 마무리 스트레칭을 하지 않으면, 다음 날까지 피로가 쌓이고, 근육통이 심하게 와서 꾸준히 운동하기가 힘들어요. 특히 하체 비만인 사람은 꾸준한 스트레칭으로 몸의 혈액 순환을 돕고, 뭉친 근육을 풀어야 해요. 그러니 마무리 스트레칭도 잊지 말고 꼭 하세요.

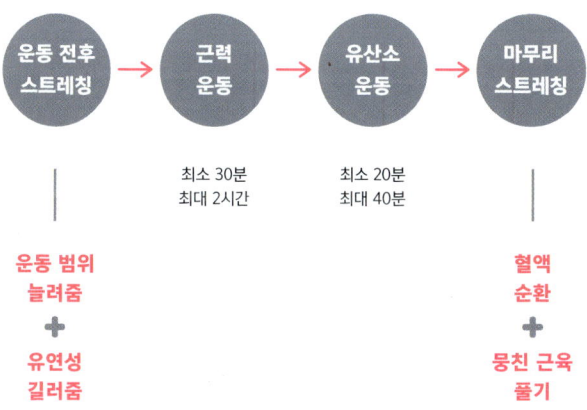

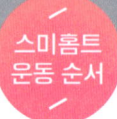

스미홈트
운동 순서

>

집에서 맨몸 운동을 한다면 세트 사이에 보통 30초~1분 정도 쉬면 가장 적당해요. 이것 또한 운동 강도에 따라 달라지긴 해요. 무거운 중량을 들고 운동하거나, 근육을 더 많이 사용할수록 세트 사이 쉬는 시간이 길어진다고 생각하면 돼요. 휴식을 취할 땐, 그냥 멍하니 쉬는 것보다는 가벼운 스트레칭으로 근육의 유연성을 기르는 게 좋고, 호흡은 일정하게 깊이 쉬세요.

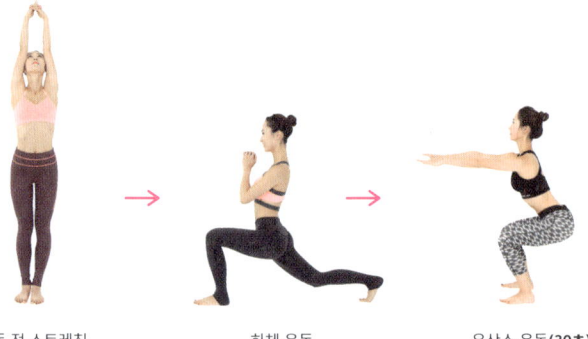

운동 전 스트레칭 → 하체 운동 → 유산소 운동(30초)

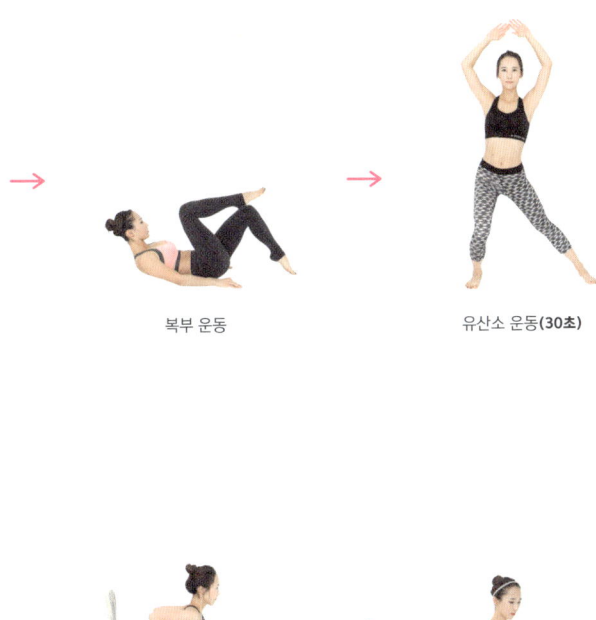

→ 복부 운동 → 유산소 운동(30초)

→ 상체 운동 → 마무리 스트레칭

아침 식사의 중요성

◆
◇

>

저는 다이어트를 다짐한 날부터 지금까지 보통 아침 7~9시 사이에 꼭 아침을 먹어요. 주로 바나나나 검은콩 미숫가루 같은 '탄수화물' 위주로 아침을 챙겨 먹어요. 흔히 탄수화물은 다이어트 중에 피해야 하는 음식이라고 생각하잖아요. 그런데 탄수화물은 포만감을 오랫동안 유지하는 데 도움이 될 뿐 아니라, 온종일 활기찬 활동을 하도록 해줘요. 따라서 아침에 탄수화물을 보충하지 않으면 결국 오후나 저녁에 당분이 들어간 단 음식이 당기게 돼요.

탄수화물은 우리 몸에서 포도당과 과당으로 분해되어 흡수돼요. 이때 포도당은 체내 각 세포에 연료를 공급하는 역할을 하고, 과당은 짧은 시간 동안 에너지를 공급하며 종종 체내에 지방으로 저장되기도 해요. 또 탄수화물은 '단순 탄수화물'과 '복합 탄수화물'로 나뉘는데, 반드시 먹어야 하는 탄수화물은 복합 탄수화물이에요.

단순 탄수화물   당분이 많은 음식, 즉 설탕이나 탄산음료, 시럽, 과자, 흰 빵 등
복합 탄수화물   통곡물이나 콩류, 견과류 등

다이어트 중에 탄수화물을 멀리하라는 말은 바로 이런 단순 탄수화물을 멀리하라는 뜻이에요. 단순 탄수화물이 든 음식을 먹으면 짧은 시간 안에 에너지가 급격히 상승해요. 대신 포만감을 주는 시간이 짧고, 몸을 쉽게 지치게 하며 체중 증가의 원인이 될 수 있어요. 반면에 복합 탄수화물이 들어간 음식은 대체로 식이섬유가 풍부하며 체내에서 소화되는 속도가 느려 오랫동안 에너지를 유지하는 데 도움이 되죠. 즉, 오전 내내 배고픔에 시달리지 않고 활기찬 생활을 유지하면서, 과식도 방지하기 위해서는 복합 탄수화물이 들어간 음식을 아침 식사로 먹는 것이 좋아요.

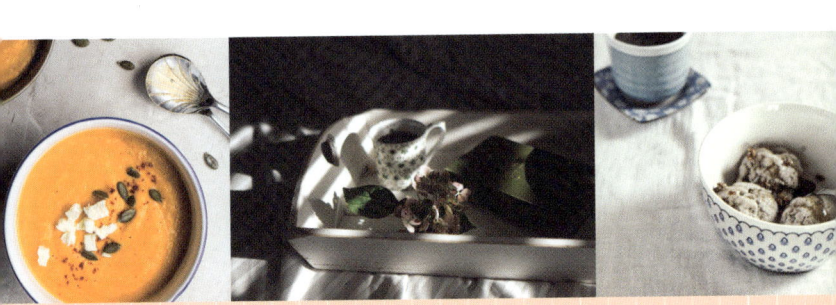

운동 후 단백질 섭취

>

단백질 보충제는 체중 감량이 목표인 사람보다는 근육을 늘리고 싶은 분, 집에서 1시간 미만으로 맨몸 운동을 하는 사람보다는 헬스장에서 웨이트 운동을 하는 분에게 더 추천해요. 만약 단백질 보충제를 먹고자 한다면 운동 후 30분 이내에 섭취하는 게 가장 효과적이에요. 무거운 무게를 들고 운동하면 미세하게 근손실(근육 손실)이 일어나는데, 손상된 근육을 재생하는 과정에서 단백질이 필요하거든요. 근육은 대부분 단백질로 구성되어 있어서 단백질이 농축된 보충제를 섭취하면 몸에 빠르게 흡수가 되어서 효과적으로 근육을 만들 수 있어요.

만약 집에서 근육이 손상되지 않을 정도의 운동만 하는데, 매번 단백질 보충제를 챙겨 마시면 오히려 살이 찌거나, 부작용이 올 수 있어요. 과도한 단백질 섭취는 간과 신장에 무리를 주거든요. 단백질 대사 과정에서 생기는 독소를 처리하면서 신장에 부담을 줄 수 있어요. 어느 운동 잡지를 보니 하루에 5시간 이상 운동을 하는 경우가 아니면, 하루 총열량의 25~30% 수준에서 단백질을 섭취하는 게 가장 좋다고 하더라고요.

뭐든 과하면 좋지 않은 것처럼, 바쁘다는 핑계로 무조건 좋다는 식사 대용 셰이크나 단백질 보충제만 먹으면서 다이어트하는 건 좋은 방법이 아니에요. 시간만 있다면, 음식으로 꼭꼭 씹어 먹으며 영양을 섭취하는 게 우리 몸에는 가장 좋다는 사실을 잊지 마세요. 다이어트 중 식사 대용 셰이크나 단백질 보충제는 부가적인 것이 되어야지 중심이 되어서는 안 돼요. 평생 그것만 먹고, 의지하며 살 수는 없으니까요.

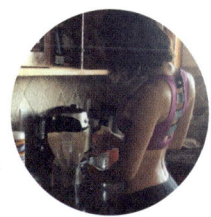

> TIP
>
> **＊식사 대용 셰이크**
>
> 정말 바빠서 식사를 제때 하기 어려운 사람에게 추천해요. 바빠서 굶는 것보다는 이렇게라도 간단하게 마시는 게 좋거든요. 시중에는 정말 다양한 식사 대용 셰이크가 있어요. 맛과 가격도 다양하죠. 저는 식사 대용 셰이크 성분표를 꼭 확인하고 구입해요. 1일 영양 기준치에 단백질이 10~20%, 지방이 0~10%, 그리고 각종 비타민, 철분 등 다양한 영양소가 얼마나 골고루 들어 있는지 여러 제품과 비교하는 거죠. 최대한 단백질이 많이 들어가 있으면서 지방은 중간 정도로 들어간 제품을 주로 구입하는 편이에요.

근육통과 운동

◆
◇

운동을 하면, 운동 강도에 따라 근육이 미세한 상처를 입어요. 그 상처는 나중에 충분한 영양 섭취와 휴식을 통해서 회복되고, 그렇게 근육이 자라면서 성장해나가는 거예요. 그리고 이런 과정을 거치면서 근육의 부피가 커지기도 하고요. 근육통은 운동 과정에서 생기는 당연한 현상이라고 해요.

근육통의 강도는 사람마다 운동 후에 어떻게 영양을 섭취했는지, 얼마만큼 휴식을 취했는지 등에 따라서 달라져요. 근육통이 더 심하다고 해서, 단순히 운동 효과가 더 큰 것은 아니란 얘기죠. 흔히 근육통은 1~3일 정도 휴식을 취하면 사라져요. 물론 이것도 사람마다 회복 기간이 다르긴 해요. 저는 근육통이 생기면 꼭 1~3일이 아니라도 무조건 안 아플 때까지 쉬는 걸 추천해요. 근육도 쉬어서 회복이 되어야, 다시 탄탄하게 잘 생기거든요.

운동할 땐 늘 자신의 상태를 체크하면서 조심히 운동하는 게 꾸준히 운동하는 비법이에요. 개인적인 생각으로는, 매일은 아닐지라도 날씬하고 탄탄한 근육질의 몸을 위해서는 한 달에 적어도 한두 번씩의 근육통은 필요하다고 생각해요. 물론 식단을 잘 지키면서 집에서 저와 함께 30분씩 꾸준히 운동만 해도 근육통 없이, 충분히 살을 빼고 예쁜 몸도 만들 수 있긴 해요. 그래도 근육을 조금이라도 더 키우고 싶은 사람이라면 매일 하는 운동 루틴에서 조금 더 운동 강도를 높이면서 운동하면 좋아요.

근육통은 운동의 성과를 나타내는 절대적인 기준이 될 수 없어요. 하지만 근력을 키우려면 한 달에 한두 번 정도는, 근육통이 생길 정도로 평소보다 강도 높은 운동을 하는 게 좋고요. 그래서 근육통이 생긴다면 단백질 위주로 잘 챙겨 먹으면서 스트레칭과 마사지로 충분히 휴식을 취하는 것도 절대 잊지 마세요!

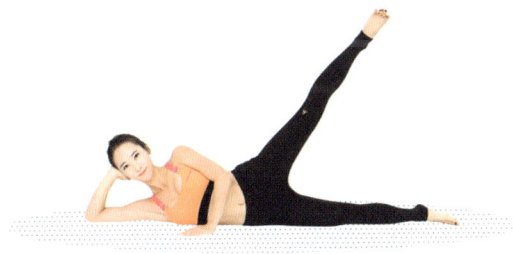

하루 2L의 물

◆
◇

>

우리가 물을 꼭 마셔야 하는 이유는 뭘까요? 사람의 몸은 70~75%가 물로 이루어져 있어요. 그래서 체내에 수분이 부족하면 에너지 대사가 느려지고, 무기력해지면서 쉽게 피로를 느끼죠. 물을 많이 마시면 다이어트 효과는 물론 수분 공급으로 인한 미용 효과, 노화 방지, 혈액 순환에도 큰 도움이 돼요. 그래서 물을 많이 마시라고 권하는 거예요.

그렇다면 왜 하필 물 2L일까요? 사실 자신의 체중에 따라 하루 물 권장량이 조금씩 다르다고 해요.

하루 물 권장량 = 자신의 체중 × 30~33(mL)

저는 51kg이니까 공식에 대입해보면 <51 × 33 = 1683mL>이에요. 즉, 대략 물 1.7L 정도가 저의 하루 권장량인 거죠. 보통 2L라고 하는 이유는, 이 공식으로 계산해봤을 때 평균적으로 2L 정도를 섭취해야 하는 사람이 가장 많아서라고 해요. 제 권장량도 1.7L이니 거의 2L에 가깝다고 봐야겠죠.

이 세상에 물 없이 살 수 있는 생명체는 없어요. 그러니 여러분도 하루 동안의 수분 섭취를 최대한 순수한 물로 채우면서 건강한 다이어트를 하길 바랄게요.

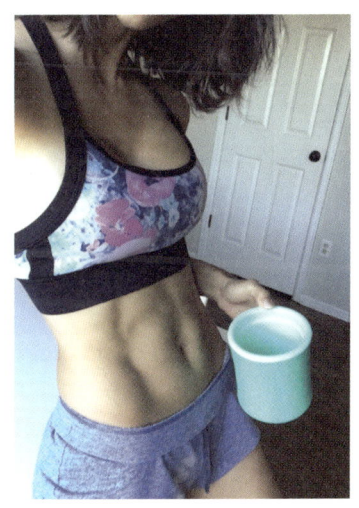

따뜻한 물의 중요성

>

보통 하루에 물을 2리터 이상 섭취하라고 말하죠. 저는 찬물보다 따뜻한 물을 더 권하고 있어요. 특히 아침에 일어나자마자 따뜻한 물을 한 모금, 한 모금 천천히 시간을 두고 마시면 더욱 좋아요. 따뜻한 물이 우리 몸에 주는 긍정적인 효과를 알아볼까요?

○ **체중 감량**
따뜻한 물은 신진대사를 원활하게 하고, 체지방 분해에 도움을 줘요. 아침에 일어나 따뜻한 물에 레몬을 넣어서 마신다면 더 좋아요.

○ **생리통 완화**
따뜻한 물의 열이 복근을 이완시켜서 생리통과 경련을 낫게 해요.

○ **뾰루지와 여드름 예방**
따뜻한 물은 몸속을 정화시켜서 뾰루지, 여드름을 유발하는 근본 원인을 제거하여 피부를 건강하게 유지시켜줘요.

○ 혈액순환, 신경계 개선

따뜻한 물은 혈액순환을 개선시켜서 근육과 신경계가 제 기능을 하도록 도움을 줘요. 또한 신경계 주변에 쌓인 지방을 분해해서 신경계를 건강하게 유지시켜줘요.

○ 배변

따뜻한 물을 마시면 변비를 예방할 수 있고 장 운동이 원활해져서 배변 시 통증도 사라져요. 또한 위장에 남아있던 음식 찌꺼기를 분해하고 부드럽게 만들어서, 장 내벽에 자극을 주지 않고 매끄럽게 이동시켜줘요. 기름진 그릇을 따뜻한 물에 설거지하면 찬물에서보다 더 깨끗하게 씻기죠? 비슷한 원리예요. 따뜻한 물은 우리 몸속 지방과 기름을 더 잘 배출되도록 도와줘요. 특히 저는 아침에 일어난 후, 점심 일반식을 먹은 후에는 반드시 따뜻한 물을 마신답니다.

TIP

＊따뜻한 물 마시기

저는 따뜻한 물을 맹물로 마시지는 않고 옥수수염, 우엉, 메밀 등을 우려서 마시고 있어요. 우선 한 모금, 한 모금 천천히 1/2 정도를 마신 다음, 다시 그 위에 따뜻한 물을 부어서 계속 마시는 습관을 유지하고 있죠. 그러니 실질적으로 하루에 사용하는 티백은 1개, 많아야 2개밖에 안 되고, 저녁쯤 되면 우려낸 차가 맑아져 맹물이 돼요.

저는 점심 자유식 후에는 반드시 따뜻한 차나 물을 마셔요. 그래서 되도록 티백을 가방에 가지고 다니지요. 제가 그렇게 따뜻한 차를 마시는 이유는 대부분 자유식이 기름진 음식이라서예요. 중국인들이 기름진 음식을 즐겨먹음에도 불구하고 비만이 적은 이유 중 하나가 바로 이 차 문화 덕분이라고 해요. 이렇게 기름진 음식을 먹은 후 따뜻한 차를 마셔주면 몸속의 불순물이나 기름기를 제거하는 역할을 하여 소화와 배뇨 기능을 활발하게 해준다고 해요.

다이어트에 필요한 영양제

>

다이어트 중에는 영양제를 섭취하는 편이 훨씬 좋아요. 보통 식이조절을 하지 않고 삼시세끼 일반식을 꼬박꼬박 챙겨먹어도 우리 몸에 필요한 모든 영양소를 섭취하기가 어려워요. 더군다나 다이어트 중에는 영양소 섭취가 더더욱 어렵겠죠? 그렇기 때문에 다이어트를 시작하면 변비가 오거나, 머리카락이 빠지거나, 생리불순이 생기거나, 몸이 무겁고 피곤해지는 증상들이 유난히 더 쉽게 나타나요. 몸속 영양밸런스가 깨져서 생기는 변화들이에요. 그렇기 때문에 저는 다이어트를 시작한 후 지금까지 꾸준히 영양제를 먹고 있어요.

스미홈트와 스미식단을 시작하기로 했다면, 지금부터 소개하는 필수 영양제들을 반드시 챙기길 바랄게요.

○ 유산균(probiotics)

장 건강이 나빠지면 여러 가지 질환이 생겨나요. 장은 몸과 마음 건강을 측정하는 핵심기관이에요. 장에는 100조 마리, 총 2kg 정도의 미생물들이 영양소와 에너지를 교환하고 있어요. 또한 장은 행복 호르몬인 세로토닌 외 20여 종의 호르몬을 생산하고 있으며 대부분의 면역세포를 통제해요. 따라서 장내 미생물 상태가 나빠지면 소화불량, 변비 같은 질환뿐 아니라 우울증, 불안장애 등 정서적 질환까지 앓게 될 수 있어요.

그렇다면 장 면역력을 증가시키려면 어떻게 해야 할까요? 바로 '충분한 유산균 섭취'가 그 해답이 될 수 있어요. 유산균을 섭취하면 장내 세균총(서로 평형을 유지하면서 공존하고 있는 각종 미생물 집단)의 균형이 맞춰져 면역력이 더욱 증가하게 돼요.

○ 코엔자임큐텐(CoQ10)

코엔자임큐텐은 나이가 들수록 점점 수가 줄어드는 영양소예요. 나이가 들면 더 이상 만들어지지도 않죠. 따라서 반드시 영양제로 섭취해야 하는 영양소 중 하나예요. 코엔자임큐텐의 효능은 다음과 같아요.

1. **피로 회복** 몸속에서 에너지를 생산하고 운동 능력을 향상시킨다.
2. **노화 방지** 세포 노화의 원인물질인 지방질 과산화물을 억제하고 산화형 물질인 비타민 E를 환원형으로 안정화시켜 비타민 E가 항산화 작용을 하는 데 필수적인 역할을 한다.
3. **면역체계 강화** 암 예방, 에이즈 치료 보조제 성분으로 쓰인다.
4. **체중감량 지원** 채식 위주의 식단은 코큐텐이 결핍될 수 있다. 따라서 대두, 땅콩을 많이 먹고 영양제 섭취를 통해 체내 코큐텐의 양을 관리할 필요가 있다.
5. **우울증 개선** 우울증 환자의 신체 증상은 에너지 생산율 감소에 의한 결과로 유발되는 것으로 나타났다.

○ 종합비타민

종합비타민은 영양의 균형을 맞춰줘요. 규칙적인 식사가 힘든 분들이라면 종합비타민을 통해 모자란 영양분을 얻을 수 있어요. 식이 조절 중이라면 우리 몸에 필요한 비타민을 음식에서 얻기가 참 힘들어요. 특히 저는 체중 감량 중에 토마토나 바나나 이외에 다른 과일은 권하지 않기 때문에 종합비타민의 중요성을 더욱 강조하는 편이에요.

시중에는 정말 많은 종합비타민이 판매되고 있어요. 종합비타민은 재료에 따라 '천연멀티비타민'과 '합성멀티비타민'으로 나뉘는데, 이 중에서 반드시 천연멀티비타민으로 드시길 추천해요. 천연멀티비타민은 '미네랄'을 포함하고 있어서 비타민 흡수에 많은 도움을 주기 때문이에요. 합성멀티비타민은 화학 구조만 천연비타민과 똑같이 만들었을 뿐, 그 효과는 확연히 다르다고 해요.

○ 오메가3

오메가3는 알파 리놀렌산, DHA, EPA, ETA, SDA 같은 여러 종류의 불포화지방산을 일컫는 말이에요. 포화지방산은 고기에 많이 들어있는 기름이고, 불포화지방산은 식물, 생선에 많이 들어있는 기름이에요. 대체적으로 포화지방산은 먹어서 득이 될 일이 별로 없는 지방이고, 불포화지방산은 필수적으로 꼭 섭취해야 하는 영양소로 평가 받고 있지요. 하지만 최근에는 '지방의 역설'이 주목 받게 되면서, 포화지방산도 나쁜 것만은 아니라는 주장이 많이 나오고 있어요. 선택은 여러분의 몫! 다만 영양 균형을 맞춰야 한다는 사실은 꼭 기억하세요.

오메가3는 우리 몸에 어떤 효과를 가져다줄까요? 오메가3는 콜레스테롤 농도를 떨어뜨리고 심혈관질환, 중풍을 예방해요. 또한 몸속 염증을 억제하는 데에도 도움을 줘요.

참고한 글
* 아시아뉴스통신(2015)
* 가톨릭중앙의료원 건강칼럼

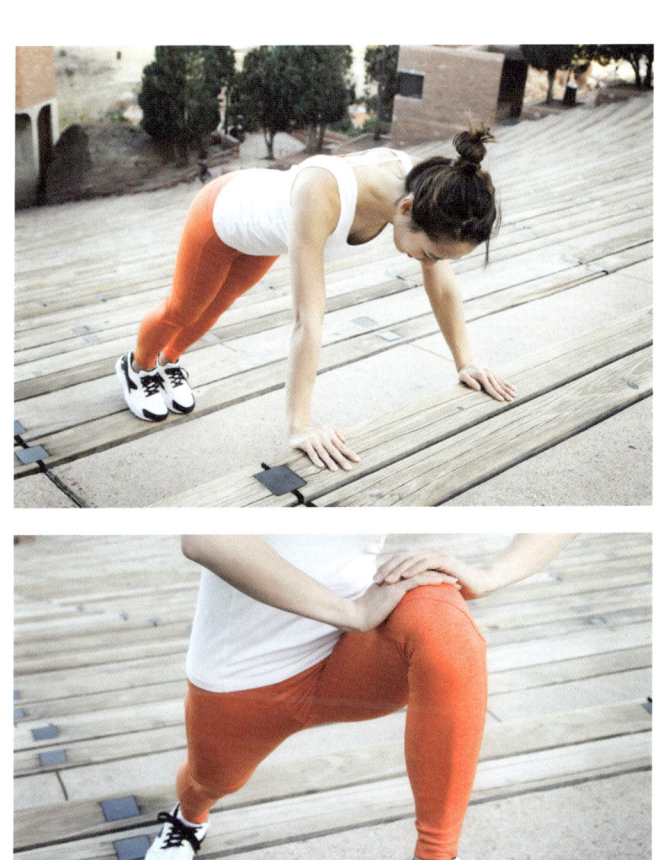

DAY 01

Date. _____

*	시 간	먹 은 것	메 모
아침			
점심			
간식			
저녁			

CHECK LIST

| 운동 |

- 전신 스트레칭 ☐ _____
- 유산소 운동 ☐ _____
- 전신 운동(초/중/상) ☐ _____
- 복근 운동 ☐ _____
- 하체 운동 ☐ _____
- 스미홈트 프로젝트 ☐ _____

| 생활습관 |

- 눈 뜨자마자 따뜻한 물 마셨나요? ☐
- 점심은 1인분만 먹었나요? ☐
- 점심 자유식 후 따뜻한 물 마셨나요? ☐
- 어제 계획한 대로 오늘 잘 지켰나요? ☐
- 영양제는 챙겨 먹었나요? ☐

수분 섭취 (500mL 컵 기준)

따뜻한 물 　🍵 🍵 🍵 🍵 ☕　/ 총 _____ mL
차가운 물(미지근한 물) 　🍵 ☕ ☕ ☕ ☕　/ 총 _____ mL

내일 할 것 Memo

<운동>　　　　　　　　<음식>

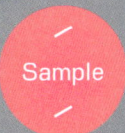

○ 식생활이 한눈에 보이는 기록표

하루 동안 내가 언제, 무엇을, 어떻게 먹었는지 적어 보아요. 식단을 기록하면, 무절제하게 먹던 습관을 없 앨 수 있어요.

○ 운동량이 한눈에 보이는 기록표

오늘 내가 실천한 운동의 종류와 방식, 총 운동 시간을 적어보아요. 보다 더 체 계적이고 계획적인 운동 습관을 들일 수 있어요.

○ 생활습관이 한눈에 보이는 기록표

오늘 하루 소소한 생활습관을 잘 지켰는 지 체크해보아요. 작은 실천이 운동 효 과에 도움을 줘요.

○ 수분 섭취량이 한눈에 보이는 기록표

수분 섭취는 다이어트 효과를 극대화시켜줘요. 매일매일 수 분 섭취량을 기록하면 어제보다 오늘, 오늘보다 내일 더 물 을 많이 마시게 될 거예요.

○ 내일의 목표를 세워보는 표

내일은 어떤 운동을 할 것인지, 어떤 음식을 먹을 것인지 전 날 기록을 하면 좀 더 계획적으로 하루를 보낼 수 있어요.

DAY
1-14

✖ 두근두근 중간점검 ✖

시작 몸무게 >

현재 몸무게 >

14일 동안
다이어트하면서 >
느낀 점

총 감량한 몸무게 >

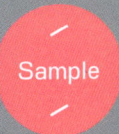

○ 2주마다 몸무게 체크하기

꾸준히 다이어트를 하기 위해서는 스스로 중간점검을 하는 것이 좋아요. 시작 몸무게, 현재 몸무게를 함께 기록하면 효과가 가시화되어 더욱 큰 보람을 느낄 수 있어요.

○ 2주마다 마음 다잡기

다이어트는 누구에게 지치는 일이에요. 2주 동안 가장 힘든 일은 무엇이었는지, 내가 가장 잘한 일은 무엇이었는지 등을 생각해보고 스스로 칭찬, 반성하는 시간이 필요해요.

○ 2주마다 감량한 몸무게 기록하기

시작 몸무게, 현재 몸무게만 적는 것도 좋지만, 둘의 차이를 수치화하여 적으면 훨씬 도움이 돼요. '2주 동안 내 몸무게가 이 정도로 줄었구나!' 하는 생각이 들기 때문에 더 열심히 운동할 수 있어요.

MONTHLY

	Mon	Tue	Wed
__1__ 주차	1 20주 프로젝트(일반)	2 공복 유산소 / 전신 운동(중급)	3 공복 유산소 / 전신 스트레칭
__2__ 주차	8 20주 프로젝트	9 휴식	10 20주 프로젝트
__3__ 주차	15 20주 프로젝트	16 복근 6종 / 하체 6종	17 20주 프로젝트
__4__ 주차	22 휴식	23 20주 프로젝트	24 복근 6종 / 하체 6종

Thu	Fri	Sat	Sun
4	5	6	7
휴식	20주 프로젝트	20주 프로젝트	공복 유산소 / 전신 스트레칭
11	12	13	14
20주 프로젝트	공복 유산소 / 전신 스트레칭	20주 프로젝트	휴식
18	19	20	21
휴식	20주 프로젝트	20주 프로젝트	공복 유산소 / 전신 스트레칭
25	26	27	28
20주 프로젝트	20주 프로젝트	공복 유산소 / 전신 스트레칭	휴식

DAY 01

Date. 2017 3 5

*	시간	먹은 것	메모
아침	8:30	검은콩미숫가루 + 방울토마토 5알	우유 200mL + 꿀/영양제
점심	12:00	햄버거 세트	소다 X
간식	1:30	초콜릿 쉐이크	small 사이즈
저녁	6:35	닭가슴살 샐러드	100g / 드레싱

| 운동 |

- 전신 스트레칭 ☐
- 유산소 운동 ✓ 공복 20분
- 전신 운동 (초/중/상) ✓ 중급
- 복근 운동 ☐
- 하체 운동 ☐
- 스마홈트 프로젝트 ✓ 100일 복근

| 생활습관 |

- 눈 뜨자마자 따뜻한 물 마셨나요? ✓
- 점심은 1인분만 먹었나요? ✓
- 점심 자유식 후 따뜻한 물 마셨나요? ✓
- 어제 계획한 대로 오늘 잘 지켰나요? ✓
- 영양제는 챙겨 먹었나요? ✓

수분 섭취 (500mL 컵 기준)

- 따뜻한 물: / 총 2000 mL
- 차가운 물(미지근한 물): / 총 500 mL

내일 할 것 Memo

<운동> 100일 복근 프로젝트
       50일차!

<음식> 오늘 저녁에 인면!
       너무 먹고 싶었는데 참았다.
       내일 점심에 먹어야지.
       후식은 빙수!

DAY
1-14

✕ 두근두근 중간점검 ✕

시작 몸무게	>	54.3kg
현재 몸무게	>	52.6kg
14일 동안 다이어트하면서 느낀 점	>	스미식단을 한 뒤로 몸이 확실히 가벼워졌음을 느낀다. 1.7kg 감량됐을 뿐인데 사람들이 모두 홀쭉해졌다고 놀라워 함!
총 감량한 몸무게	>	1.7kg

DIET
RECORD

___
기록하기

>

"별로 힘든 일이 아니라면
모든 사람들이 다 성공했겠죠.
어렵고 힘들기 때문에 대단한 거예요.
그리고 그 대단한 일을
지금 여러분들이 하고 있고요.
이 세상 모든 여자들, 파이팅!"

MONTHLY

	Mon	Tue	Wed
___주차			
___주차			
___주차			
___주차			

Thu	Fri	Sat	Sun

MONTHLY

	Mon	Tue	Wed
___주차			
___주차			
___주차			
___주차			

Thu	Fri	Sat	Sun

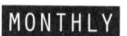

	Mon	Tue	Wed
___주차	---	---	---
___주차	---	---	---
___주차	---	---	---
___주차	---	---	---

Thu	Fri	Sat	Sun

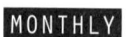

	Mon	Tue	Wed
___주차			
___주차			
___주차			
___주차			

Thu	Fri	Sat	Sun

DAY 01

Date. _____ _____ _____

*	시 간	먹 은 것	메 모
아침			
점심			
간식			
저녁			

CHECK LIST

| 운동 |

전신 스트레칭 ☐ _____

유산소 운동 ☐ _____

전신 운동(초/중/상) ☐ _____

복근 운동 ☐ _____

하체 운동 ☐ _____

스미홈트 프로젝트 ☐ _____

| 생활습관 |

● 눈 뜨자마자 따뜻한 물 마셨나요? ☐

● 점심은 1인분만 먹었나요? ☐

● 점심 자유식 후 따뜻한 물 마셨나요? ☐

● 어제 계획한 대로 오늘 잘 지켰나요? ☐

● 영양제는 챙겨 먹었나요? ☐

수분 섭취
(500mL 컵 기준)

따뜻한 물 ☕ ☕ ☕ ☕ ☕ / 총 _____ mL

차가운 물(미지근한 물) ☕ ☕ ☕ ☕ ☕ / 총 _____ mL

내일 할 것 Memo

<운동>   <음식>

DAY 02

Date. _____ _____ _____

*	시 간	먹 은 것	메 모
아침			
점심			
간식			
저녁			

| 운동 |

전신 스트레칭 ☐ _____

유산소 운동 ☐ _____

전신 운동(초/중/상) ☐ _____

복근 운동 ☐ _____

하체 운동 ☐ _____

스미홈트 프로젝트 ☐ _____

| 생활습관 |

- 눈 뜨자마자 따뜻한 물 마셨나요? ☐
- 점심은 1인분만 먹었나요? ☐
- 점심 자유식 후 따뜻한 물 마셨나요? ☐
- 어제 계획한 대로 오늘 잘 지켰나요? ☐
- 영양제는 챙겨 먹었나요? ☐

CHECK LIST

수분 섭취 (500mL 컵 기준)

따뜻한 물   ☕ ☕ ☕ ☕ ☕   / 총 _____ mL

차가운 물(미지근한 물)   ☕ ☕ ☕ ☕ ☕   / 총 _____ mL

내일 할 것 Memo

<운동>   <음식>

DAY 03

Date. _____

*	시간	먹은 것	메모
아침			
점심			
간식			
저녁			

CHECK LIST

| 운동 |

- 전신 스트레칭 ☐ _____
- 유산소 운동 ☐ _____
- 전신 운동(초/중/상) ☐ _____
- 복근 운동 ☐ _____
- 하체 운동 ☐ _____
- 스미홈트 프로젝트 ☐ _____

| 생활습관 |

- 눈 뜨자마자 따뜻한 물 마셨나요? ☐
- 점심은 1인분만 먹었나요? ☐
- 점심 자유식 후 따뜻한 물 마셨나요? ☐
- 어제 계획한 대로 오늘 잘 지켰나요? ☐
- 영양제는 챙겨 먹었나요? ☐

수분 섭취   (500mL 컵 기준)

| 따뜻한 물 | ⛾ ⛾ ⛾ ⛾ ⛾ | / 총 _____ mL |
| 차가운 물(미지근한 물) | ⛾ ⛾ ⛾ ⛾ ⛾ | / 총 _____ mL |

내일 할 것 Memo

<운동>

<음식>

DAY 04

Date. _____ _____ _____

*	시 간	먹 은 것	메 모
아침			
점심			
간식			
저녁			

| 운동 |

전신 스트레칭 ☐ _____

유산소 운동 ☐ _____

전신 운동(초/중/상) ☐ _____

복근 운동 ☐ _____

하체 운동 ☐ _____

스미홈트 프로젝트 ☐ _____

| 생활습관 |

- 눈 뜨자마자 따뜻한 물 마셨나요? ☐
- 점심은 1인분만 먹었나요? ☐
- 점심 자유식 후 따뜻한 물 마셨나요? ☐
- 어제 계획한 대로 오늘 잘 지켰나요? ☐
- 영양제는 챙겨 먹었나요? ☐

CHECK LIST

수분 섭취   (500mL 컵 기준)

따뜻한 물   ☕ ☕ ☕ ☕ ☕   / 총 _____ mL

차가운 물(미지근한 물)   ☕ ☕ ☕ ☕ ☕   / 총 _____ mL

내일 할 것 Memo

<운동>   <음식>

DAY 05

Date. _____ ____ ____

*	시 간	먹 은 것	메 모
아침			
점심			
간식			
저녁			

CHECK LIST

| 운동 |

- 전신 스트레칭 ☐ _____
- 유산소 운동 ☐ _____
- 전신 운동(초/중/상) ☐ _____
- 복근 운동 ☐ _____
- 하체 운동 ☐ _____
- 스미홈트 프로젝트 ☐ _____

| 생활습관 |

- 눈 뜨자마자 따뜻한 물 마셨나요? ☐
- 점심은 1인분만 먹었나요? ☐
- 점심 자유식 후 따뜻한 물 마셨나요? ☐
- 어제 계획한 대로 오늘 잘 지켰나요? ☐
- 영양제는 챙겨 먹었나요? ☐

수분 섭취   (500mL 컵 기준)

따뜻한 물	☕ ☕ ☕ ☕ ☕	/ 총 _____ mL
차가운 물(미지근한 물)	☕ ☕ ☕ ☕ ☕	/ 총 _____ mL

내일 할 것 Memo

<운동>   <음식>

DAY 06

Date. _____ ____ ____

*	시간	먹은 것	메모
아침			
점심			
간식			
저녁			

| 운동 |

전신 스트레칭 ☐ _____

유산소 운동 ☐ _____

전신 운동(초/중/상) ☐ _____

복근 운동 ☐ _____

하체 운동 ☐ _____

스미홈트 프로젝트 ☐ _____

| 생활습관 |

- 눈 뜨자마자 따뜻한 물 마셨나요? ☐
- 점심은 1인분만 먹었나요? ☐
- 점심 자유식 후 따뜻한 물 마셨나요? ☐
- 어제 계획한 대로 오늘 잘 지켰나요? ☐
- 영양제는 챙겨 먹었나요? ☐

CHECK LIST

수분 섭취 (500mL 컵 기준)

따뜻한 물 ▽ ▽ ▽ ▽ ▽ / 총 _____ mL

차가운 물(미지근한 물) ▽ ▽ ▽ ▽ ▽ / 총 _____ mL

내일 할 것 Memo

<운동>　　　　　　　　　　　　　<음식>

DAY 07

Date.

*	시간	먹은 것	메모
아침			
점심			
간식			
저녁			

CHECK LIST

| 운동 |

전신 스트레칭 ☐ _____

유산소 운동 ☐ _____

전신 운동(초/중/상) ☐ _____

복근 운동 ☐ _____

하체 운동 ☐ _____

스미홈트 프로젝트 ☐ _____

| 생활습관 |

- 눈 뜨자마자 따뜻한 물 마셨나요? ☐
- 점심은 1인분만 먹었나요? ☐
- 점심 자유식 후 따뜻한 물 마셨나요? ☐
- 어제 계획한 대로 오늘 잘 지켰나요? ☐
- 영양제는 챙겨 먹었나요? ☐

수분 섭취   (500mL 컵 기준)

따뜻한 물   ☕ ☕ ☕ ☕ ☕   / 총 _____ mL

차가운 물(미지근한 물)   ☕ ☕ ☕ ☕ ☕   / 총 _____ mL

내일 할 것 Memo

<운동>

<음식>

DAY 08

Date. _____

*	시간	먹은 것	메모
아침			
점심			
간식			
저녁			

| 운동 |

전신 스트레칭 ☐ _____

유산소 운동 ☐ _____

전신 운동(초/중/상) ☐ _____

복근 운동 ☐ _____

하체 운동 ☐ _____

스미홈트 프로젝트 ☐ _____

| 생활습관 |

- 눈 뜨자마자 따뜻한 물 마셨나요? ☐
- 점심은 1인분만 먹었나요? ☐
- 점심 자유식 후 따뜻한 물 마셨나요? ☐
- 어제 계획한 대로 오늘 잘 지켰나요? ☐
- 영양제는 챙겨 먹었나요? ☐

CHECK LIST

수분 섭취 (500mL 컵 기준)

따뜻한 물　🥤 🥤 🥤 🥤 🥤　/ 총 _____ mL

차가운 물(미지근한 물)　🥤 🥤 🥤 🥤 🥤　/ 총 _____ mL

내일 할 것 Memo

<운동>

<음식>

DAY 09

Date. _____

*	시 간	먹 은 것	메 모
아침			
점심			
간식			
저녁			

CHECK LIST

| 운동 |

- 전신 스트레칭 ☐ _____
- 유산소 운동 ☐ _____
- 전신 운동(초/중/상) ☐ _____
- 복근 운동 ☐ _____
- 하체 운동 ☐ _____
- 스미홈트 프로젝트 ☐ _____

| 생활습관 |

- 눈 뜨자마자 따뜻한 물 마셨나요? ☐
- 점심은 1인분만 먹었나요? ☐
- 점심 자유식 후 따뜻한 물 마셨나요? ☐
- 어제 계획한 대로 오늘 잘 지켰나요? ☐
- 영양제는 챙겨 먹었나요? ☐

수분 섭취
(500mL 컵 기준)

| 따뜻한 물 | ☕ ☕ ☕ ☕ ☕ | / 총 _____ mL |
| 차가운 물 (미지근한 물) | ☕ ☕ ☕ ☕ ☕ | / 총 _____ mL |

내일 할 것 Memo

<운동>

<음식>

DAY 10

Date. _____ _____

*	시 간	먹 은 것	메 모
아침			
점심			
간식			
저녁			

| 운동 |

- 전신 스트레칭 ☐ _____
- 유산소 운동 ☐ _____
- 전신 운동(초/중/상) ☐ _____
- 복근 운동 ☐ _____
- 하체 운동 ☐ _____
- 스미홈트 프로젝트 ☐ _____

| 생활습관 |

- 눈 뜨자마자 따뜻한 물 마셨나요? ☐
- 점심은 1인분만 먹었나요? ☐
- 점심 자유식 후 따뜻한 물 마셨나요? ☐
- 어제 계획한 대로 오늘 잘 지켰나요? ☐
- 영양제는 챙겨 먹었나요? ☐

CHECK LIST

수분 섭취 (500mL 컵 기준)

따뜻한 물	🍵 🍵 🍵 🍵 🍵	/ 총 _____ mL
차가운 물(미지근한 물)	🍵 🍵 🍵 🍵 🍵	/ 총 _____ mL

내일 할 것 Memo

<운동> <음식>

DAY 11

Date. _____ _____ _____

*	시 간	먹 은 것	메 모
아침			
점심			
간식			
저녁			

CHECK LIST

| 운동 |

- 전신 스트레칭 ☐ _____
- 유산소 운동 ☐ _____
- 전신 운동(초/중/상) ☐ _____
- 복근 운동 ☐ _____
- 하체 운동 ☐ _____
- 스미홈트 프로젝트 ☐ _____

| 생활습관 |

- 눈 뜨자마자 따뜻한 물 마셨나요? ☐
- 점심은 1인분만 먹었나요? ☐
- 점심 자유식 후 따뜻한 물 마셨나요? ☐
- 어제 계획한 대로 오늘 잘 지켰나요? ☐
- 영양제는 챙겨 먹었나요? ☐

수분 섭취 (500mL 컵 기준)

따뜻한 물   ▽ ▽ ▽ ▽ ▽   / 총 _____ mL

차가운 물(미지근한 물)   ▽ ▽ ▽ ▽ ▽   / 총 _____ mL

내일 할 것 Memo

<운동>

<음식>

DAY 12

Date. _____

*	시 간	먹 은 것	메 모
아침			
점심			
간식			
저녁			

| 운동 |

전신 스트레칭 ☐ _____

유산소 운동 ☐ _____

전신 운동(초/중/상) ☐ _____

복근 운동 ☐ _____

하체 운동 ☐ _____

스미홈트 프로젝트 ☐ _____

| 생활습관 |

- 눈 뜨자마자 따뜻한 물 마셨나요? ☐
- 점심은 1인분만 먹었나요? ☐
- 점심 자유식 후 따뜻한 물 마셨나요? ☐
- 어제 계획한 대로 오늘 잘 지켰나요? ☐
- 영양제는 챙겨 먹었나요? ☐

CHECK LIST

수분 섭취　　　　　　　　　　　　　　　　　　　　(500mL 컵 기준)

따뜻한 물　　🥤 🥤 🥤 🥤 🥤　/ 총 _____ mL

차가운 물(미지근한 물)　🥤 🥤 🥤 🥤 🥤　/ 총 _____ mL

내일 할 것 Memo

<운동>　　　　　　　　　　<음식>

DAY 13

Date.

*	시 간	먹 은 것	메 모
아침			
점심			
간식			
저녁			

CHECK LIST

| 운동 |

- 전신 스트레칭 ☐ _____
- 유산소 운동 ☐ _____
- 전신 운동(초/중/상) ☐ _____
- 복근 운동 ☐ _____
- 하체 운동 ☐ _____
- 스미홈트 프로젝트 ☐ _____

| 생활습관 |

- 눈 뜨자마자 따뜻한 물 마셨나요? ☐
- 점심은 1인분만 먹었나요? ☐
- 점심 자유식 후 따뜻한 물 마셨나요? ☐
- 어제 계획한 대로 오늘 잘 지켰나요? ☐
- 영양제는 챙겨 먹었나요? ☐

수분 섭취   (500mL 컵 기준)

| 따뜻한 물 | ☕ ☕ ☕ ☕ ☕ | / 총 _____ mL |
| 차가운 물 (미지근한 물) | ☕ ☕ ☕ ☕ ☕ | / 총 _____ mL |

내일 할 것 Memo

<운동>   <음식>

DAY 14

Date. _____ ___ ___

*	시 간	먹 은 것	메 모
아침			
점심			
간식			
저녁			

| 운동 |

전신 스트레칭 ☐ _____
유산소 운동 ☐ _____
전신 운동(초/중/상) ☐ _____
복근 운동 ☐ _____
하체 운동 ☐ _____
스미홈트 프로젝트 ☐ _____

| 생활습관 |

- 눈 뜨자마자 따뜻한 물 마셨나요? ☐
- 점심은 1인분만 먹었나요? ☐
- 점심 자유식 후 따뜻한 물 마셨나요? ☐
- 어제 계획한 대로 오늘 잘 지켰나요? ☐
- 영양제는 챙겨 먹었나요? ☐

CHECK LIST

수분 섭취 (500mL 컵 기준)

| 따뜻한 물 | ▽ ▽ ▽ ▽ ▽ | / 총 _____ mL |
| 차가운 물(미지근한 물) | ▽ ▽ ▽ ▽ ▽ | / 총 _____ mL |

내일 할 것 Memo

<운동>   <음식>

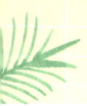
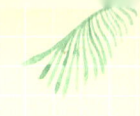

DAY
1-14

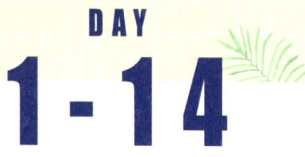

✖ 두근두근 중간점검 ✖

시작 몸무게   >

현재 몸무게   >

14일 동안
다이어트하면서   >
느낀 점

총 감량한 몸무게   >

Memo

◆
◇

2 Week

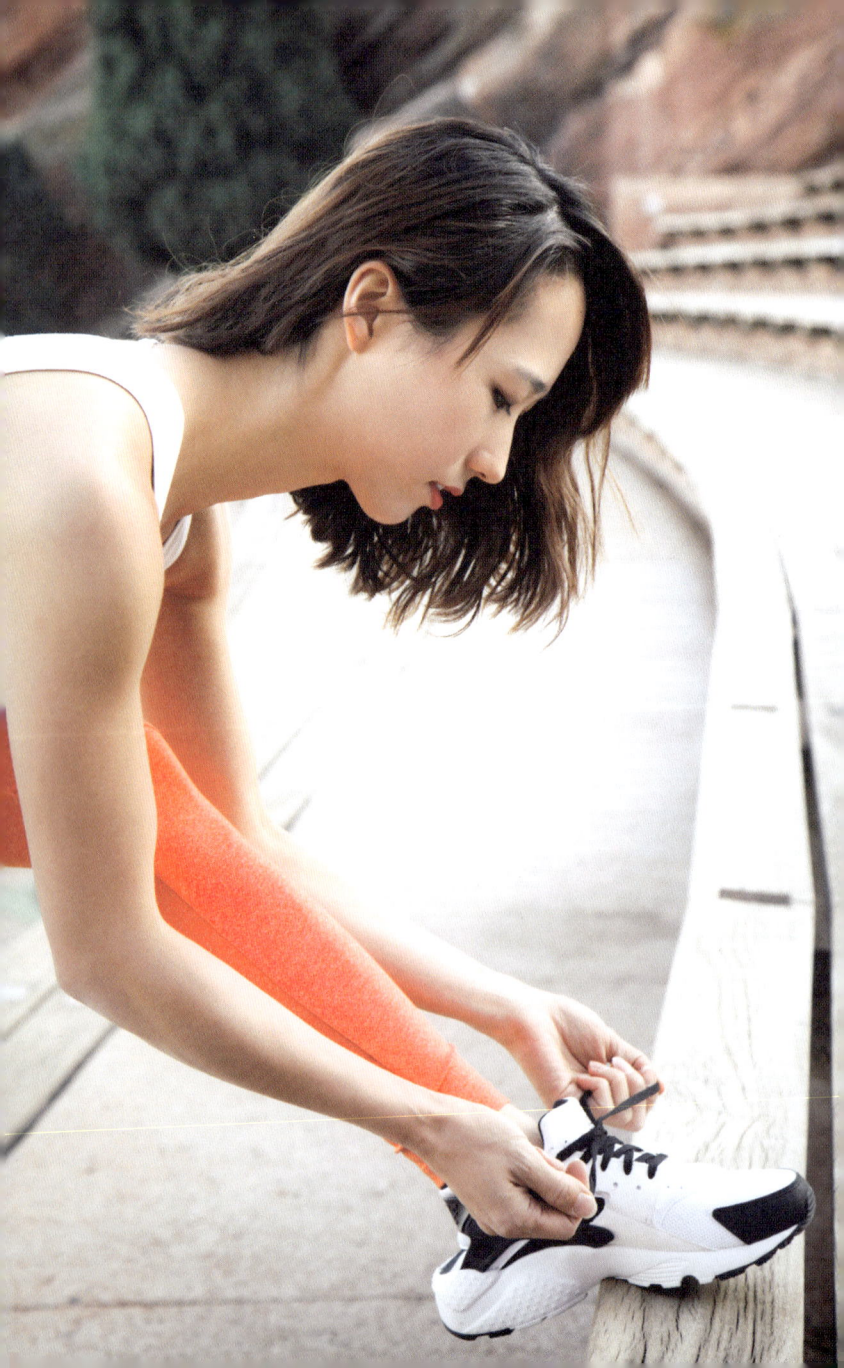

NEVER GIVE UP.

오늘 하루도 힘들었죠?
정말 수고했어요. 아무도 알아주지 않아도, 나 스스로는 알잖아요.
내가 오늘 얼마나 날 위해 열심히 하루를 보냈는지 말이에요.
조금만 더 참고 꾸준히 해봐요.
남들이 알아봐주라고 운동하고 살 빼는 거 아니잖아요.
온전히 나 자신을 위해 포기 말고 열심히 해봐요.

DAY 15

Date. _____ _____ _____

*	시 간	먹 은 것	메 모
아침			
점심			
간식			
저녁			

CHECK LIST

| 운동 |

전신 스트레칭 ☐ _____

유산소 운동 ☐ _____

전신 운동(초/중/상) ☐ _____

복근 운동 ☐ _____

하체 운동 ☐ _____

스미홈트 프로젝트 ☐ _____

| 생활습관 |

- 눈 뜨자마자 따뜻한 물 마셨나요? ☐
- 점심은 1인분만 먹었나요? ☐
- 점심 자유식 후 따뜻한 물 마셨나요? ☐
- 어제 계획한 대로 오늘 잘 지켰나요? ☐
- 영양제는 챙겨 먹었나요? ☐

수분 섭취   (500mL 컵 기준)

따뜻한 물   ☕ ☕ ☕ ☕ ☕   / 총 _____ mL

차가운 물(미지근한 물) ☕ ☕ ☕ ☕ ☕   / 총 _____ mL

내일 할 것 Memo

<운동>   <음식>

DAY 16

Date. _____ ____ ____

*	시 간	먹 은 것	메 모
아침			
점심			
간식			
저녁			

| 운동 |

- 전신 스트레칭 ☐ _____
- 유산소 운동 ☐ _____
- 전신 운동(초/중/상) ☐ _____
- 복근 운동 ☐ _____
- 하체 운동 ☐ _____
- 스미홈트 프로젝트 ☐ _____

| 생활습관 |

- 눈 뜨자마자 따뜻한 물 마셨나요? ☐
- 점심은 1인분만 먹었나요? ☐
- 점심 자유식 후 따뜻한 물 마셨나요? ☐
- 어제 계획한 대로 오늘 잘 지켰나요? ☐
- 영양제는 챙겨 먹었나요? ☐

CHECK LIST

수분 섭취 (500mL 컵 기준)

따뜻한 물	🥛 🥛 🥛 🥛 🥛	/ 총 _____ mL
차가운 물(미지근한 물)	🥛 🥛 🥛 🥛 🥛	/ 총 _____ mL

내일 할 것 Memo

<운동>

<음식>

DAY 17

Date.

*	시 간	먹은 것	메 모
아침			
점심			
간식			
저녁			

CHECK LIST

| 운동 |

- 전신 스트레칭 ☐ _____
- 유산소 운동 ☐ _____
- 전신 운동(초/중/상) ☐ _____
- 복근 운동 ☐ _____
- 하체 운동 ☐ _____
- 스미홈트 프로젝트 ☐ _____

| 생활습관 |

- 눈 뜨자마자 따뜻한 물 마셨나요? ☐
- 점심은 1인분만 먹었나요? ☐
- 점심 자유식 후 따뜻한 물 마셨나요? ☐
- 어제 계획한 대로 오늘 잘 지켰나요? ☐
- 영양제는 챙겨 먹었나요? ☐

수분 섭취 (500mL 컵 기준)

따뜻한 물	☕ ☕ ☕ ☕ ☕	/ 총 _____ mL
차가운 물 (미지근한 물)	☕ ☕ ☕ ☕ ☕	/ 총 _____ mL

내일 할 것 Memo

<운동>

<음식>

DAY 18

Date. _____ _____ _____

*	시 간	먹 은 것	메 모
아침			
점심			
간식			
저녁			

| 운동 |

- 전신 스트레칭 ☐ _____
- 유산소 운동 ☐ _____
- 전신 운동(초/중/상) ☐ _____
- 복근 운동 ☐ _____
- 하체 운동 ☐ _____
- 스미홈트 프로젝트 ☐ _____

| 생활습관 |

- 눈 뜨자마자 따뜻한 물 마셨나요? ☐
- 점심은 1인분만 먹었나요? ☐
- 점심 자유식 후 따뜻한 물 마셨나요? ☐
- 어제 계획한 대로 오늘 잘 지켰나요? ☐
- 영양제는 챙겨 먹었나요? ☐

CHECK LIST

수분 섭취   (500mL 컵 기준)

따뜻한 물	▽ ▽ ▽ ▽ ▽	/ 총 _____ mL
차가운 물(미지근한 물)	▽ ▽ ▽ ▽ ▽	/ 총 _____ mL

내일 할 것 Memo

<운동>   <음식>

DAY 19

Date. _____

*	시 간	먹 은 것	메 모
아침			
점심			
간식			
저녁			

CHECK LIST

| 운동 |

- 전신 스트레칭 ☐ _____
- 유산소 운동 ☐ _____
- 전신 운동(초/중/상) ☐ _____
- 복근 운동 ☐ _____
- 하체 운동 ☐ _____
- 스미홈트 프로젝트 ☐ _____

| 생활습관 |

- 눈 뜨자마자 따뜻한 물 마셨나요? ☐
- 점심은 1인분만 먹었나요? ☐
- 점심 자유식 후 따뜻한 물 마셨나요? ☐
- 어제 계획한 대로 오늘 잘 지켰나요? ☐
- 영양제는 챙겨 먹었나요? ☐

수분 섭취   (500mL 컵 기준)

따뜻한 물   ⌣ ⌣ ⌣ ⌣ ⌣   / 총 _____ mL
차가운 물(미지근한 물) ⌣ ⌣ ⌣ ⌣ ⌣   / 총 _____ mL

내일 할 것 Memo

<운동>   <음식>

DAY 20

Date. _____ ____ ____

*	시간	먹은 것	메모
아침			
점심			
간식			
저녁			

| 운동 |

전신 스트레칭 ☐ _____

유산소 운동 ☐ _____

전신 운동(초/중/상) ☐ _____

복근 운동 ☐ _____

하체 운동 ☐ _____

스미홈트 프로젝트 ☐ _____

| 생활습관 |

- 눈 뜨자마자 따뜻한 물 마셨나요? ☐
- 점심은 1인분만 먹었나요? ☐
- 점심 자유식 후 따뜻한 물 마셨나요? ☐
- 어제 계획한 대로 오늘 잘 지켰나요? ☐
- 영양제는 챙겨 먹었나요? ☐

CHECK LIST

수분 섭취   (500mL 컵 기준)

따뜻한 물	🥤 🥤 🥤 🥤 🥤	/ 총 _____ mL
차가운 물(미지근한 물)	🥤 🥤 🥤 🥤 🥤	/ 총 _____ mL

내일 할 것 Memo

<운동>

<음식>

DAY **21**

Date. _____

*	시 간	먹 은 것	메 모
아침			
점심			
간식			
저녁			

CHECK LIST

| 운동 |

전신 스트레칭 ☐ _____
유산소 운동 ☐ _____
전신 운동(초/중/상) ☐ _____
복근 운동 ☐ _____
하체 운동 ☐ _____
스미홈트 프로젝트 ☐ _____

| 생활습관 |

- 눈 뜨자마자 따뜻한 물 마셨나요? ☐
- 점심은 1인분만 먹었나요? ☐
- 점심 자유식 후 따뜻한 물 마셨나요? ☐
- 어제 계획한 대로 오늘 잘 지켰나요? ☐
- 영양제는 챙겨 먹었나요? ☐

수분 섭취
(500mL 컵 기준)

따뜻한 물   ☕ ☕ ☕ ☕ ☕   / 총 _____ mL
차가운 물(미지근한 물)   ☕ ☕ ☕ ☕ ☕   / 총 _____ mL

내일 할 것 Memo

<운동>

<음식>

DAY 22

Date. _____

*	시 간	먹 은 것	메 모
아침			
점심			
간식			
저녁			

| 운동 |

- 전신 스트레칭 ☐ _____
- 유산소 운동 ☐ _____
- 전신 운동(초/중/상) ☐ _____
- 복근 운동 ☐ _____
- 하체 운동 ☐ _____
- 스미홈트 프로젝트 ☐ _____

| 생활습관 |

- 눈 뜨자마자 따뜻한 물 마셨나요? ☐
- 점심은 1인분만 먹었나요? ☐
- 점심 자유식 후 따뜻한 물 마셨나요? ☐
- 어제 계획한 대로 오늘 잘 지켰나요? ☐
- 영양제는 챙겨 먹었나요? ☐

CHECK LIST

수분 섭취   (500mL 컵 기준)

| 따뜻한 물 | 🥤 🥤 🥤 🥤 🥤 | / 총 _____ mL |
| 차가운 물(미지근한 물) | 🥤 🥤 🥤 🥤 🥤 | / 총 _____ mL |

내일 할 것 Memo

<운동>   <음식>

DAY 23

Date. _____

*	시간	먹은 것	메모
아침			
점심			
간식			
저녁			

CHECK LIST

운동		생활습관
전신 스트레칭 ☐ _____		● 눈 뜨자마자 따뜻한 물 마셨나요? ☐
유산소 운동 ☐ _____		● 점심은 1인분만 먹었나요? ☐
전신 운동(초/중/상) ☐ _____		● 점심 자유식 후 따뜻한 물 마셨나요? ☐
복근 운동 ☐ _____		● 어제 계획한 대로 오늘 잘 지켰나요? ☐
하체 운동 ☐ _____		● 영양제는 챙겨 먹었나요? ☐
스미홈트 프로젝트 ☐ _____		

수분 섭취

(500mL 컵 기준)

따뜻한 물 ☕ ☕ ☕ ☕ ☕ / 총 _____ mL

차가운 물(미지근한 물) ☕ ☕ ☕ ☕ ☕ / 총 _____ mL

내일 할 것 Memo

<운동>

<음식>

DAY 24

Date. _____ ____ ____

*	시 간	먹 은 것	메 모
아침			
점심			
간식			
저녁			

| 운동 |

전신 스트레칭 ☐ _____

유산소 운동 ☐ _____

전신 운동(초/중/상) ☐ _____

복근 운동 ☐ _____

하체 운동 ☐ _____

스미홈트 프로젝트 ☐ _____

| 생활습관 |

- 눈 뜨자마자 따뜻한 물 마셨나요? ☐
- 점심은 1인분만 먹었나요? ☐
- 점심 자유식 후 따뜻한 물 마셨나요? ☐
- 어제 계획한 대로 오늘 잘 지켰나요? ☐
- 영양제는 챙겨 먹었나요? ☐

CHECK LIST

수분 섭취
(500mL 컵 기준)

따뜻한 물	☕ ☕ ☕ ☕ ☕	/ 총 _____ mL
차가운 물(미지근한 물)	☕ ☕ ☕ ☕ ☕	/ 총 _____ mL

내일 할 것 Memo

<운동>

<음식>

DAY **25**

Date. _____

*	시 간	먹 은 것	메 모
아침			
점심			
간식			
저녁			

CHECK LIST

| 운동 |

- 전신 스트레칭 ☐ _____
- 유산소 운동 ☐ _____
- 전신 운동(초/중/상) ☐ _____
- 복근 운동 ☐ _____
- 하체 운동 ☐ _____
- 스미홈트 프로젝트 ☐ _____

| 생활습관 |

- 눈 뜨자마자 따뜻한 물 마셨나요? ☐
- 점심은 1인분만 먹었나요? ☐
- 점심 자유식 후 따뜻한 물 마셨나요? ☐
- 어제 계획한 대로 오늘 잘 지켰나요? ☐
- 영양제는 챙겨 먹었나요? ☐

수분 섭취   (500mL 컵 기준)

따뜻한 물   ▽ ▽ ▽ ▽ ▽   / 총 _____ mL
차가운 물(미지근한 물) ▽ ▽ ▽ ▽ ▽   / 총 _____ mL

내일 할 것 Memo

<운동>   <음식>

DAY **26**

Date. _____

*	시 간	먹 은 것	메 모
아침			
점심			
간식			
저녁			

| 운동 |

전신 스트레칭 ☐ _____

유산소 운동 ☐ _____

전신 운동(초/중/상) ☐ _____

복근 운동 ☐ _____

하체 운동 ☐ _____

스미홈트 프로젝트 ☐ _____

| 생활습관 |

- 눈 뜨자마자 따뜻한 물 마셨나요? ☐
- 점심은 1인분만 먹었나요? ☐
- 점심 자유식 후 따뜻한 물 마셨나요? ☐
- 어제 계획한 대로 오늘 잘 지켰나요? ☐
- 영양제는 챙겨 먹었나요? ☐

CHECK LIST

수분 섭취   (500mL 컵 기준)

따뜻한 물	▽ ▽ ▽ ▽ ▽	/ 총 _____ mL
차가운 물(미지근한 물)	▽ ▽ ▽ ▽ ▽	/ 총 _____ mL

내일 할 것 Memo

<운동>   <음식>

DAY **27**

Date. _____

*	시 간	먹 은 것	메 모
아침			
점심			
간식			
저녁			

CHECK LIST

| 운동 |

- 전신 스트레칭 ☐ _____
- 유산소 운동 ☐ _____
- 전신 운동(초/중/상) ☐ _____
- 복근 운동 ☐ _____
- 하체 운동 ☐ _____
- 스미홈트 프로젝트 ☐ _____

| 생활습관 |

- 눈 뜨자마자 따뜻한 물 마셨나요? ☐
- 점심은 1인분만 먹었나요? ☐
- 점심 자유식 후 따뜻한 물 마셨나요? ☐
- 어제 계획한 대로 오늘 잘 지켰나요? ☐
- 영양제는 챙겨 먹었나요? ☐

수분 섭취

(500mL 컵 기준)

따뜻한 물   ▽ ▽ ▽ ▽ ▽   / 총 _____ mL

차가운 물 (미지근한 물)   ▽ ▽ ▽ ▽ ▽   / 총 _____ mL

내일 할 것 Memo

<운동>   <음식>

DAY 28

Date. _____ _____ ___

*	시 간	먹 은 것	메 모
아침			
점심			
간식			
저녁			

| 운동 |

- 전신 스트레칭 ☐ _____
- 유산소 운동 ☐ _____
- 전신 운동(초/중/상) ☐ _____
- 복근 운동 ☐ _____
- 하체 운동 ☐ _____
- 스미홈트 프로젝트 ☐ _____

| 생활습관 |

- 눈 뜨자마자 따뜻한 물 마셨나요? ☐
- 점심은 1인분만 먹었나요? ☐
- 점심 자유식 후 따뜻한 물 마셨나요? ☐
- 어제 계획한 대로 오늘 잘 지켰나요? ☐
- 영양제는 챙겨 먹었나요? ☐

CHECK LIST

수분 섭취 (500mL 컵 기준)

| 따뜻한 물 | ☕ ☕ ☕ ☕ ☕ | / 총 _____ mL |
| 차가운 물(미지근한 물) | ☕ ☕ ☕ ☕ ☕ | / 총 _____ mL |

내일 할 것 Memo

<운동>

<음식>

DAY
15 - 28

✖ 두근두근 중간점검 ✖

시작 몸무게   >

현재 몸무게   >

28일 동안
다이어트하면서   >
느낀 점

총 감량한 몸무게   >

Memo

◆
◇

4 Week

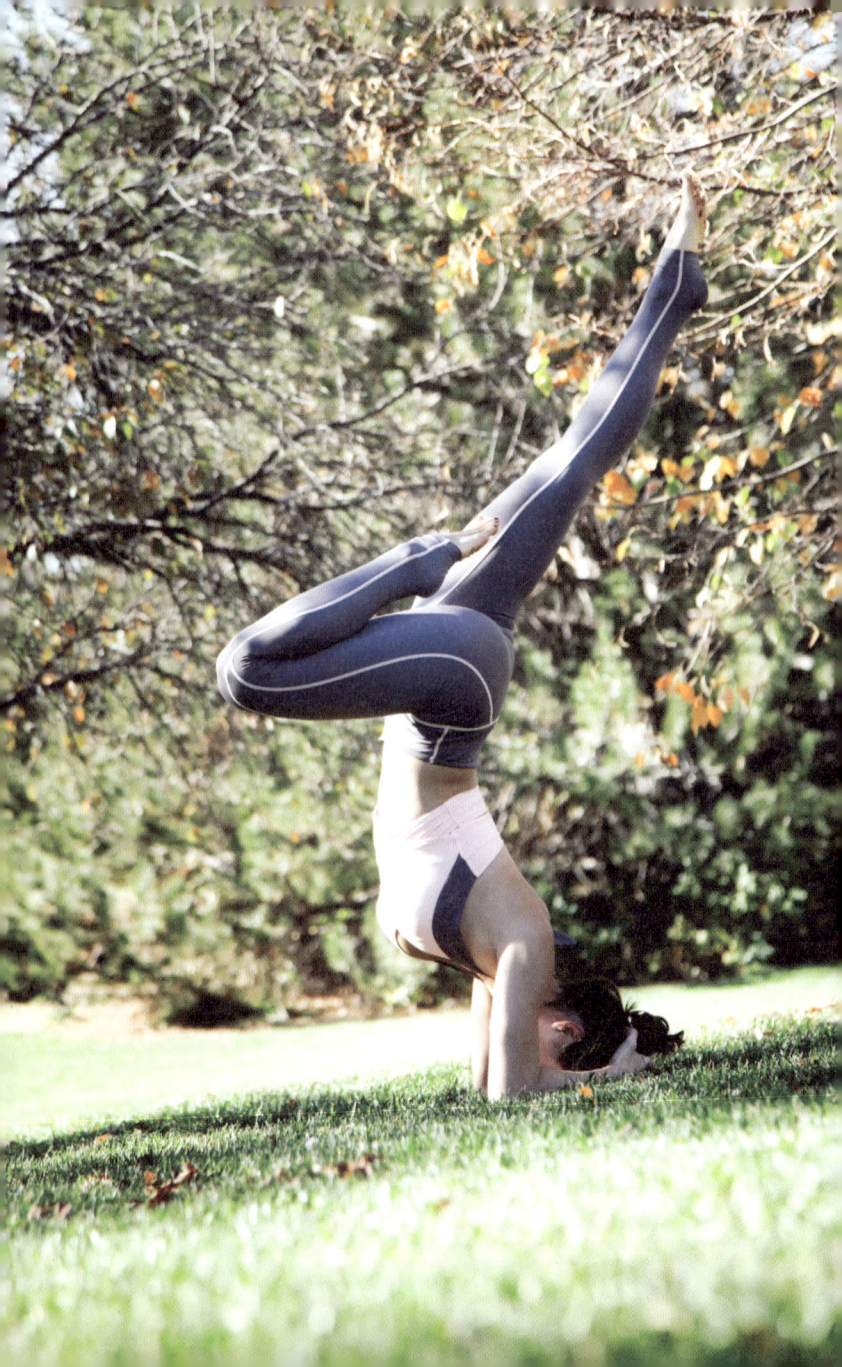

SLOW AND STEADY.

절대 나의 노력의 결과를 남과 비교하지 마세요.
내가 그 사람처럼 되고 싶다고 노력해도
그 사람이 될 수는 없어요.
하지만 계속 노력하다보면
이전보다 발전한 '내 모습'을 발견할 수 있겠죠.
그게 중요한 게 아닐까요?

DAY 29

Date. _____ _____ _____

*	시 간	먹 은 것	메 모
아침			
점심			
간식			
저녁			

CHECK LIST

| 운동 |

전신 스트레칭 ☐ _____

유산소 운동 ☐ _____

전신 운동(초/중/상) ☐ _____

복근 운동 ☐ _____

하체 운동 ☐ _____

스미홈트 프로젝트 ☐ _____

| 생활습관 |

- 눈 뜨자마자 따뜻한 물 마셨나요? ☐
- 점심은 1인분만 먹었나요? ☐
- 점심 자유식 후 따뜻한 물 마셨나요? ☐
- 어제 계획한 대로 오늘 잘 지켰나요? ☐
- 영양제는 챙겨 먹었나요? ☐

수분 섭취
(500mL 컵 기준)

따뜻한 물   ▭ ▭ ▭ ▭ ▭   / 총 _____ mL

차가운 물(미지근한 물)   ▭ ▭ ▭ ▭ ▭   / 총 _____ mL

내일 할 것 Memo

<운동>

<음식>

DAY 30

Date.

*	시 간	먹 은 것	메 모
아침			
점심			
간식			
저녁			

| 운동 |

전신 스트레칭 ☐ _____

유산소 운동 ☐ _____

전신 운동(초/중/상) ☐ _____

복근 운동 ☐ _____

하체 운동 ☐ _____

스미홈트 프로젝트 ☐ _____

| 생활습관 |

- 눈 뜨자마자 따뜻한 물 마셨나요? ☐
- 점심은 1인분만 먹었나요? ☐
- 점심 자유식 후 따뜻한 물 마셨나요? ☐
- 어제 계획한 대로 오늘 잘 지켰나요? ☐
- 영양제는 챙겨 먹었나요? ☐

CHECK LIST

수분 섭취
(500mL 컵 기준)

따뜻한 물   ☕ ☕ ☕ ☕ ☕   / 총 _____ mL

차가운 물(미지근한 물)   ☕ ☕ ☕ ☕ ☕   / 총 _____ mL

내일 할 것 Memo

<운동>   <음식>

DAY 31

Date. _____ _____ _____

*	시간	먹은 것	메모
아침			
점심			
간식			
저녁			

CHECK LIST

| 운동 |

- 전신 스트레칭 ☐ _____
- 유산소 운동 ☐ _____
- 전신 운동(초/중/상) ☐ _____
- 복근 운동 ☐ _____
- 하체 운동 ☐ _____
- 스미홈트 프로젝트 ☐ _____

| 생활습관 |

- 눈 뜨자마자 따뜻한 물 마셨나요? ☐
- 점심은 1인분만 먹었나요? ☐
- 점심 자유식 후 따뜻한 물 마셨나요? ☐
- 어제 계획한 대로 오늘 잘 지켰나요? ☐
- 영양제는 챙겨 먹었나요? ☐

수분 섭취 (500mL 컵 기준)

따뜻한 물   ▽ ▽ ▽ ▽ ▽   / 총 _____ mL

차가운 물(미지근한 물)   ▽ ▽ ▽ ▽ ▽   / 총 _____ mL

내일 할 것 Memo

<운동>   <음식>

DAY 32

Date. _____ _____ _____

*	시 간	먹 은 것	메 모
아침			
점심			
간식			
저녁			

| 운동 |

전신 스트레칭 ☐ _____

유산소 운동 ☐ _____

전신 운동(초/중/상) ☐ _____

복근 운동 ☐ _____

하체 운동 ☐ _____

스미홈트 프로젝트 ☐ _____

| 생활습관 |

- 눈 뜨자마자 따뜻한 물 마셨나요? ☐
- 점심은 1인분만 먹었나요? ☐
- 점심 자유식 후 따뜻한 물 마셨나요? ☐
- 어제 계획한 대로 오늘 잘 지켰나요? ☐
- 영양제는 챙겨 먹었나요? ☐

CHECK LIST

수분 섭취   (500mL 컵 기준)

따뜻한 물   ☕ ☕ ☕ ☕ ☕   / 총 _____ mL

차가운 물(미지근한 물)   ☕ ☕ ☕ ☕ ☕   / 총 _____ mL

내일 할 것 Memo

<운동>

<음식>

DAY 33

Date. _____

*	시 간	먹 은 것	메 모
아침			
점심			
간식			
저녁			

CHECK LIST

| 운동 |

- 전신 스트레칭 ☐ _____
- 유산소 운동 ☐ _____
- 전신 운동(초/중/상) ☐ _____
- 복근 운동 ☐ _____
- 하체 운동 ☐ _____
- 스미홈트 프로젝트 ☐ _____

| 생활습관 |

- 눈 뜨자마자 따뜻한 물 마셨나요? ☐
- 점심은 1인분만 먹었나요? ☐
- 점심 자유식 후 따뜻한 물 마셨나요? ☐
- 어제 계획한 대로 오늘 잘 지켰나요? ☐
- 영양제는 챙겨 먹었나요? ☐

수분 섭취
(500mL 컵 기준)

| 따뜻한 물 | ☕ ☕ ☕ ☕ ☕ | / 총 _____ mL |
| 차가운 물(미지근한 물) | ☕ ☕ ☕ ☕ ☕ | / 총 _____ mL |

내일 할 것 Memo

<운동>

<음식>

DAY 34

Date. _____ _____ _____

*	시 간	먹 은 것	메 모
아침			
점심			
간식			
저녁			

| 운동 |

전신 스트레칭 ☐ _____

유산소 운동 ☐ _____

전신 운동(초/중/상) ☐ _____

복근 운동 ☐ _____

하체 운동 ☐ _____

스미홈트 프로젝트 ☐ _____

| 생활습관 |

- 눈 뜨자마자 따뜻한 물 마셨나요? ☐
- 점심은 1인분만 먹었나요? ☐
- 점심 자유식 후 따뜻한 물 마셨나요? ☐
- 어제 계획한 대로 오늘 잘 지켰나요? ☐
- 영양제는 챙겨 먹었나요? ☐

CHECK LIST

수분 섭취
(500mL 컵 기준)

따뜻한 물 ▢ ▢ ▢ ▢ ▢ / 총 _____ mL

차가운 물(미지근한 물) ▢ ▢ ▢ ▢ ▢ / 총 _____ mL

내일 할 것 Memo

<운동>   <음식>

DAY 35

Date.

*	시간	먹은 것	메모
아침			
점심			
간식			
저녁			

CHECK LIST

| 운동 |

- 전신 스트레칭 ☐ _____
- 유산소 운동 ☐ _____
- 전신 운동(초/중/상) ☐ _____
- 복근 운동 ☐ _____
- 하체 운동 ☐ _____
- 스미홈트 프로젝트 ☐ _____

| 생활습관 |

- 눈 뜨자마자 따뜻한 물 마셨나요? ☐
- 점심은 1인분만 먹었나요? ☐
- 점심 자유식 후 따뜻한 물 마셨나요? ☐
- 어제 계획한 대로 오늘 잘 지켰나요? ☐
- 영양제는 챙겨 먹었나요? ☐

수분 섭취 (500mL 컵 기준)

따뜻한 물   ▽ ▽ ▽ ▽ ▽   / 총 _____ mL
차가운 물(미지근한 물) ▽ ▽ ▽ ▽ ▽   / 총 _____ mL

내일 할 것 Memo

<운동>

<음식>

DAY 36

Date. _____ _____ _____

*	시 간	먹 은 것	메 모
아침			
점심			
간식			
저녁			

| 운동 |

전신 스트레칭 ☐ _____

유산소 운동 ☐ _____

전신 운동(초/중/상) ☐ _____

복근 운동 ☐ _____

하체 운동 ☐ _____

스미홈트 프로젝트 ☐ _____

| 생활습관 |

- 눈 뜨자마자 따뜻한 물 마셨나요? ☐
- 점심은 1인분만 먹었나요? ☐
- 점심 자유식 후 따뜻한 물 마셨나요? ☐
- 어제 계획한 대로 오늘 잘 지켰나요? ☐
- 영양제는 챙겨 먹었나요? ☐

CHECK LIST

수분 섭취
(500mL 컵 기준)

따뜻한 물 ☕ ☕ ☕ ☕ ☕ / 총 _____ mL

차가운 물(미지근한 물) ☕ ☕ ☕ ☕ ☕ / 총 _____ mL

내일 할 것 Memo

<운동>   <음식>

DAY 37

Date. _____ _____ _____

*	시 간	먹 은 것	메 모
아침			
점심			
간식			
저녁			

CHECK LIST

| 운동 |

- 전신 스트레칭 ☐ _____
- 유산소 운동 ☐ _____
- 전신 운동(초/중/상) ☐ _____
- 복근 운동 ☐ _____
- 하체 운동 ☐ _____
- 스미홈트 프로젝트 ☐ _____

| 생활습관 |

- 눈 뜨자마자 따뜻한 물 마셨나요? ☐
- 점심은 1인분만 먹었나요? ☐
- 점심 자유식 후 따뜻한 물 마셨나요? ☐
- 어제 계획한 대로 오늘 잘 지켰나요? ☐
- 영양제는 챙겨 먹었나요? ☐

수분 섭취 (500mL 컵 기준)

따뜻한 물	☕ ☕ ☕ ☕ ☕	/ 총 _____ mL
차가운 물(미지근한 물)	☕ ☕ ☕ ☕ ☕	/ 총 _____ mL

내일 할 것 Memo

<운동>   <음식>

DAY **38**

Date. _____ _____ _____

*	시 간	먹 은 것	메 모
아침			
점심			
간식			
저녁			

| 운동 |

전신 스트레칭 ☐ _____

유산소 운동 ☐ _____

전신 운동(초/중/상) ☐ _____

복근 운동 ☐ _____

하체 운동 ☐ _____

스미홈트 프로젝트 ☐ _____

| 생활습관 |

- 눈 뜨자마자 따뜻한 물 마셨나요? ☐
- 점심은 1인분만 먹었나요? ☐
- 점심 자유식 후 따뜻한 물 마셨나요? ☐
- 어제 계획한 대로 오늘 잘 지켰나요? ☐
- 영양제는 챙겨 먹었나요? ☐

CHECK LIST

수분 섭취 (500mL 컵 기준)

따뜻한 물 ☕ ☕ ☕ ☕ ☕ / 총 _____ mL

차가운 물(미지근한 물) ☕ ☕ ☕ ☕ ☕ / 총 _____ mL

내일 할 것 Memo

<운동>   <음식>

DAY **39**

Date. _____ _____ _____

*	시 간	먹 은 것	메 모
아침			
점심			
간식			
저녁			

CHECK LIST

| 운동 |

- 전신 스트레칭 ☐ _____
- 유산소 운동 ☐ _____
- 전신 운동(초/중/상) ☐ _____
- 복근 운동 ☐ _____
- 하체 운동 ☐ _____
- 스미홈트 프로젝트 ☐ _____

| 생활습관 |

- 눈 뜨자마자 따뜻한 들 미셨나요! ☐
- 점심은 1인분만 먹었나요? ☐
- 점심 자유식 후 따뜻한 물 마셨나요? ☐
- 어제 계획한 대로 오늘 잘 지켰나요? ☐
- 영양제는 챙겨 먹었나요? ☐

수분 섭취 (500mL 컵 기준)

| 따뜻한 물 | ☕ ☕ ☕ ☕ ☕ | / 총 _____ mL |
| 차가운 물(미지근한 물) | ☕ ☕ ☕ ☕ ☕ | / 총 _____ mL |

내일 할 것 Memo

<운동>   <음식>

DAY 40

Date. ____ ____ ____

*	시 간	먹 은 것	메 모
아침			
점심			
간식			
저녁			

| 운동 |

전신 스트레칭 ☐ _____

유산소 운동 ☐ _____

전신 운동(초/중/상) ☐ _____

복근 운동 ☐ _____

하체 운동 ☐ _____

스미홈트 프로젝트 ☐ _____

| 생활습관 |

- 눈 뜨자마자 따뜻한 물 마셨나요? ☐
- 점심은 1인분만 먹었나요? ☐
- 점심 자유식 후 따뜻한 물 마셨나요? ☐
- 어제 계획한 대로 오늘 잘 지켰나요? ☐
- 영양제는 챙겨 먹었나요? ☐

CHECK LIST

수분 섭취   (500mL 컵 기준)

따뜻한 물   ▽ ▽ ▽ ▽ ▽   / 총 _____ mL

차가운 물(미지근한 물) ▽ ▽ ▽ ▽ ▽   / 총 _____ mL

내일 할 것 Memo

<운동>   <음식>

DAY 41

Date. _____

*	시 간	먹은 것	메 모
아침			
점심			
간식			
저녁			

CHECK LIST

| 운동 |

- 전신 스트레칭 ☐ _____
- 유산소 운동 ☐ _____
- 전신 운동(초/중/상) ☐ _____
- 복근 운동 ☐ _____
- 하체 운동 ☐ _____
- 스미홈트 프로젝트 ☐ _____

| 생활습관 |

- 눈 뜨자마자 따뜻한 물 마셨나요? ☐
- 점심은 1인분만 먹었나요? ☐
- 점심 자유식 후 따뜻한 물 마셨나요? ☐
- 어제 계획한 대로 오늘 잘 지켰나요? ☐
- 영양제는 챙겨 먹었나요? ☐

수분 섭취 (500mL 컵 기준)

| 따뜻한 물 | ▽ ▽ ▽ ▽ ▽ | / 총 _____ mL |
| 차가운 물(미지근한 물) | ▽ ▽ ▽ ▽ ▽ | / 총 _____ mL |

내일 할 것 Memo

<운동>   <음식>

DAY 42

Date. _____ _____ _____

*	시 간	먹 은 것	메 모
아침			
점심			
간식			
저녁			

| 운동 |

전신 스트레칭 ☐ _____

유산소 운동 ☐ _____

전신 운동(초/중/상) ☐ _____

복근 운동 ☐ _____

하체 운동 ☐ _____

스미홈트 프로젝트 ☐ _____

| 생활습관 |

- 눈 뜨자마자 따뜻한 물 마셨나요? ☐
- 점심은 1인분만 먹었나요? ☐
- 점심 자유식 후 따뜻한 물 마셨나요? ☐
- 어제 계획한 대로 오늘 잘 지켰나요? ☐
- 영양제는 챙겨 먹었나요? ☐

CHECK LIST

수분 섭취   (500mL 컵 기준)

따뜻한 물   ▽ ▽ ▽ ▽ ▽   / 총 _____ mL

차가운 물(미지근한 물)   ▽ ▽ ▽ ▽ ▽   / 총 _____ mL

내일 할 것 Memo

<운동>   <음식>

DAY 29-42

✖ 두근두근 중간점검 ✖

시작 몸무게　　>

현재 몸무게　　>

42일 동안
다이어트하면서　>
느낀 점

총 감량한 몸무게　>

Memo

6 Week

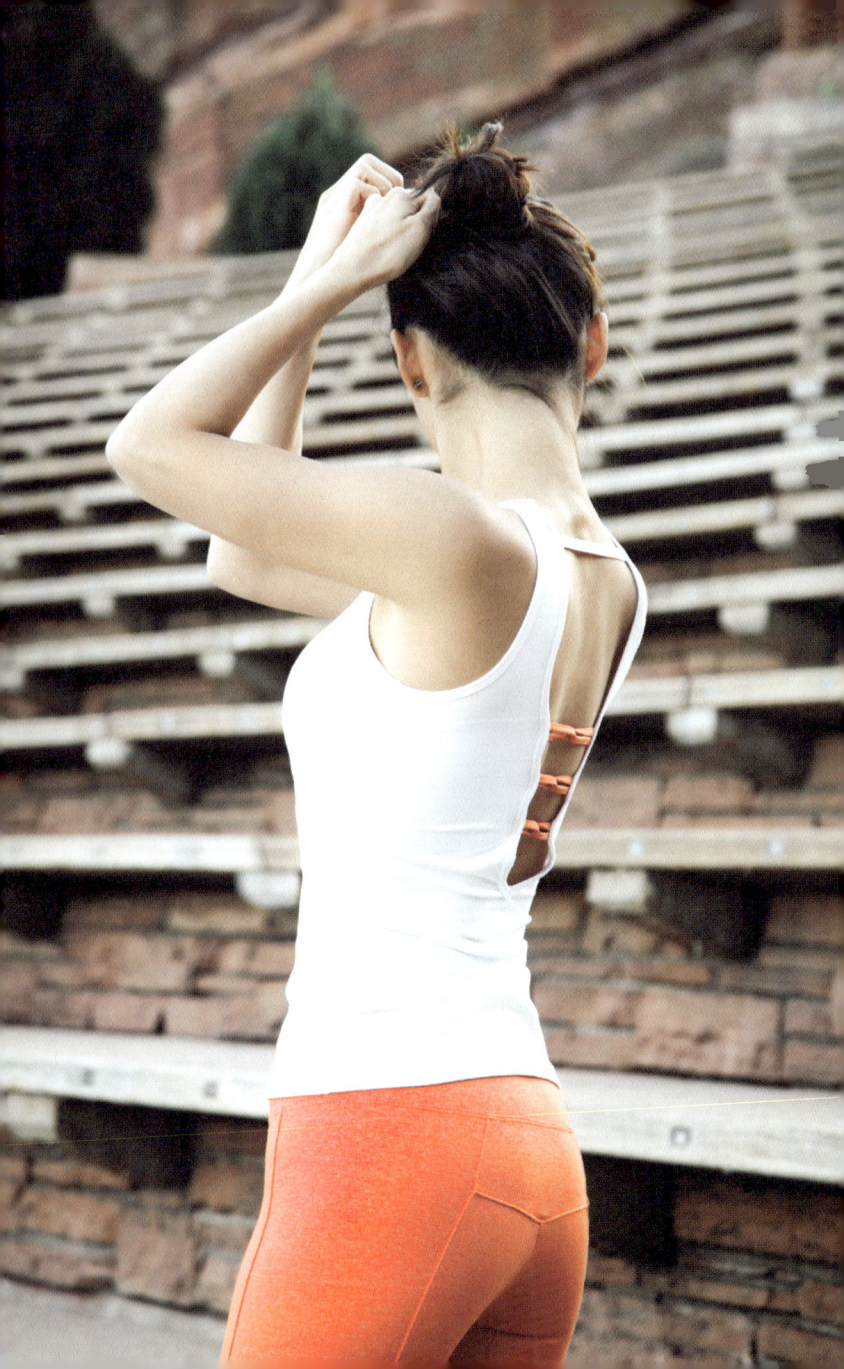

THINK POSITIVE.

'내가 과연 할 수 있을까?'
'나는 의지가 너무 약해서 안 될 거야.'
이런 부정적인 생각은 일단 버려두고,
'나도 할 수 있다!'는 생각으로 시작해보세요.
집에서 꾸준히 운동하는 것만으로도
건강하고 탄탄한 몸을 만들 수 있으니까요!
매일 아이들과 가족을 챙기느라 정작 소홀했던 자신에게
'나만을 위한 시간'과 '건강한 몸'을 선물해보세요.

DAY 43

Date.

*	시 간	먹 은 것	메 모
아침			
점심			
간식			
저녁			

CHECK LIST

| 운동 |

- 전신 스트레칭 ☐ _____
- 유산소 운동 ☐ _____
- 전신 운동(초/중/상) ☐ _____
- 복근 운동 ☐ _____
- 하체 운동 ☐ _____
- 스미홈트 프로젝트 ☐ _____

| 생활습관 |

- 눈 뜨자마자 따뜻한 물 마셨나요? ☐
- 점심은 1인분만 먹었나요? ☐
- 점심 자유식 후 따뜻한 물 마셨나요? ☐
- 어제 계획한 대로 오늘 잘 지켰나요? ☐
- 영양제는 챙겨 먹었나요? ☐

수분 섭취 (500mL 컵 기준)

따뜻한 물   / 총 _____ mL

차가운 물(미지근한 물)   / 총 _____ mL

내일 할 것 Memo

<운동>　　　　　　　　　　　　　　<음식>

DAY 44

Date. _____ ____ ____

*	시 간	먹 은 것	메 모
아침			
점심			
간식			
저녁			

| 운동 |

- 전신 스트레칭 ☐ _____
- 유산소 운동 ☐ _____
- 전신 운동(초/중/상) ☐ _____
- 복근 운동 ☐ _____
- 하체 운동 ☐ _____
- 스미홈트 프로젝트 ☐ _____

| 생활습관 |

- 눈 뜨자마자 따뜻한 물 마셨나요? ☐
- 점심은 1인분만 먹었나요? ☐
- 점심 자유식 후 따뜻한 물 마셨나요? ☐
- 어제 계획한 대로 오늘 잘 지켰나요? ☐
- 영양제는 챙겨 먹었나요? ☐

CHECK LIST

수분 섭취
(500mL 컵 기준)

| 따뜻한 물 | ▽ ▽ ▽ ▽ ▽ | / 총 _____ mL |
| 차가운 물(미지근한 물) | ▽ ▽ ▽ ▽ ▽ | / 총 _____ mL |

내일 할 것 Memo

<운동>   <음식>

DAY 45

Date. _____ ___ ___

*	시 간	먹 은 것	메 모
아침			
점심			
간식			
저녁			

CHECK LIST

| 운동 |

- 전신 스트레칭 ☐ _____
- 유산소 운동 ☐ _____
- 전신 운동(초/중/상) ☐ _____
- 복근 운동 ☐ _____
- 하체 운동 ☐ _____
- 스미홈트 프로젝트 ☐ _____

| 생활습관 |

- 눈 뜨자마자 따뜻한 물 마셨나요? ☐
- 점심은 1인분만 먹었나요? ☐
- 점심 자유식 후 따뜻한 물 마셨나요? ☐
- 어제 계획한 대로 오늘 잘 지켰나요? ☐
- 영양제는 챙겨 먹었나요? ☐

수분 섭취 (500mL 컵 기준)

따뜻한 물	☕ ☕ ☕ ☕ ☕	/ 총 _____ mL
차가운 물 (미지근한 물)	☕ ☕ ☕ ☕ ☕	/ 총 _____ mL

내일 할 것 Memo

<운동>

<음식>

DAY 46

Date. _____ _____ _____

*	시간	먹은 것	메모
아침			
점심			
간식			
저녁			

| 운동 |

전신 스트레칭 ☐ _____

유산소 운동 ☐ _____

전신 운동(초/중/상) ☐ _____

복근 운동 ☐ _____

하체 운동 ☐ _____

스미홈트 프로젝트 ☐ _____

| 생활습관 |

- 눈 뜨자마자 따뜻한 물 마셨나요? ☐
- 점심은 1인분만 먹었나요? ☐
- 점심 자유식 후 따뜻한 물 마셨나요? ☐
- 어제 계획한 대로 오늘 잘 지켰나요? ☐
- 영양제는 챙겨 먹었나요? ☐

CHECK LIST

수분 섭취
(500mL 컵 기준)

따뜻한 물　🥛 🥛 🥛 🥛 🥛　/ 총 _____ mL

차가운 물(미지근한 물)　🥛 🥛 🥛 🥛 🥛　/ 총 _____ mL

내일 할 것 Memo

<운동>　　　　　　　　　　　<음식>

DAY **47**

Date. _____

*	시 간	먹 은 것	메 모
아침			
점심			
간식			
저녁			

CHECK LIST

| 운동 |

- 전신 스트레칭 ☐ _____
- 유산소 운동 ☐ _____
- 전신 운동(초/중/상) ☐ _____
- 복근 운동 ☐ _____
- 하체 운동 ☐ _____
- 스미홈트 프로젝트 ☐ _____

| 생활습관 |

- 눈 뜨자마자 따뜻한 물 마셨나요? ☐
- 점심은 1인분만 먹었나요? ☐
- 점심 자유식 후 따뜻한 물 마셨나요? ☐
- 어제 계획한 대로 오늘 잘 지켰나요? ☐
- 영양제는 챙겨 먹었나요? ☐

수분 섭취 (500mL 컵 기준)

따뜻한 물 ☕ ☕ ☕ ☕ ☕ / 총 _____ mL

차가운 물(미지근한 물) 🥛 🥛 🥛 🥛 🥛 / 총 _____ mL

내일 할 것 Memo

<운동>   <음식>

DAY 48

Date. _____ _____ _____

*	시 간	먹 은 것	메 모
아침			
점심			
간식			
저녁			

| 운동 |

전신 스트레칭 ☐ _____

유산소 운동 ☐ _____

전신 운동(초/중/상) ☐ _____

복근 운동 ☐ _____

하체 운동 ☐ _____

스미홈트 프로젝트 ☐ _____

| 생활습관 |

- 눈 뜨자마자 따뜻한 물 마셨나요? ☐
- 점심은 1인분만 먹었나요? ☐
- 점심 자유식 후 따뜻한 물 마셨나요? ☐
- 어제 계획한 대로 오늘 잘 지켰나요? ☐
- 영양제는 챙겨 먹었나요? ☐

CHECK LIST

수분 섭취

(500mL 컵 기준)

따뜻한 물　　🥤 🥤 🥤 🥤 🥤　/ 총 _____ mL

차가운 물(미지근한 물)　🥤 🥤 🥤 🥤 🥤　/ 총 _____ mL

내일 할 것 Memo

<운동>　　　　　　　　　　　<음식>

DAY 49

Date.

*	시 간	먹 은 것	메 모
아침			
점심			
간식			
저녁			

CHECK LIST

| 운동 |

- 전신 스트레칭 ☐ _____
- 유산소 운동 ☐ _____
- 전신 운동(초/중/상) ☐ _____
- 복근 운동 ☐ _____
- 하체 운동 ☐ _____
- 스미홈트 프로젝트 ☐ _____

| 생활습관 |

- 눈 뜨자마자 따뜻한 물 마셨나요? ☐
- 점심은 1인분만 먹었나요? ☐
- 점심 자유식 후 따뜻한 물 마셨나요? ☐
- 어제 계획한 대로 오늘 잘 지켰나요? ☐
- 영양제는 챙겨 먹었나요? ☐

수분 섭취 (500mL 컵 기준)

따뜻한 물   🥤 🥤 🥤 🥤 🥤   / 총 _____ mL
차가운 물(미지근한 물)   🥤 🥤 🥤 🥤 🥤   / 총 _____ mL

내일 할 것 Memo

<운동>

<음식>

DAY 50

Date. _____ _____ _____

*	시 간	먹 은 것	메 모
아침			
점심			
간식			
저녁			

| 운동 |

- 전신 스트레칭 ☐ _____
- 유산소 운동 ☐ _____
- 전신 운동(초/중/상) ☐ _____
- 복근 운동 ☐ _____
- 하체 운동 ☐ _____
- 스미홈트 프로젝트 ☐ _____

| 생활습관 |

- 눈 뜨자마자 따뜻한 물 마셨나요? ☐
- 점심은 1인분만 먹었나요? ☐
- 점심 자유식 후 따뜻한 물 마셨나요? ☐
- 어제 계획한 대로 오늘 잘 지켰나요? ☐
- 영양제는 챙겨 먹었나요? ☐

CHECK LIST

수분 섭취
(500mL 컵 기준)

따뜻한 물   🍵 🍵 🍵 🍵 🍵   / 총 _____ mL

차가운 물(미지근한 물)   🍵 🍵 🍵 🍵 🍵   / 총 _____ mL

내일 할 것 Memo

<운동>   <음식>

DAY 51

Date.

*	시간	먹은 것	메모
아침			
점심			
간식			
저녁			

CHECK LIST

| 운동 |

- 전신 스트레칭 ☐ _____
- 유산소 운동 ☐ _____
- 전신 운동(초/중/상) ☐ _____
- 복근 운동 ☐ _____
- 하체 운동 ☐ _____
- 스미홈트 프로젝트 ☐ _____

| 생활습관 |

- 눈 뜨자마자 따뜻한 물 마셨나요? ☐
- 점심은 1인분만 먹었나요? ☐
- 점심 자유식 후 따뜻한 물 마셨나요? ☐
- 어제 계획한 대로 오늘 잘 지켰나요? ☐
- 영양제는 챙겨 먹었나요? ☐

수분 섭취   (500mL 컵 기준)

따뜻한 물   ▽ ▽ ▽ ▽ ▽   / 총 _____ mL

차가운 물(미지근한 물) ▽ ▽ ▽ ▽ ▽   / 총 _____ mL

내일 할 것 Memo

<운동>   <음식>

DAY 52

Date. _____ _____ ____

*	시 간	먹 은 것	메 모
아침			
점심			
간식			
저녁			

| 운동 |

- 전신 스트레칭 ☐ _____
- 유산소 운동 ☐ _____
- 전신 운동(초/중/상) ☐ _____
- 복근 운동 ☐ _____
- 하체 운동 ☐ _____
- 스미홈트 프로젝트 ☐ _____

| 생활습관 |

- 눈 뜨자마자 따뜻한 물 마셨나요? ☐
- 점심은 1인분만 먹었나요? ☐
- 점심 자유식 후 따뜻한 물 마셨나요? ☐
- 어제 계획한 대로 오늘 잘 지켰나요? ☐
- 영양제는 챙겨 먹었나요? ☐

CHECK LIST

수분 섭취 (500mL 컵 기준)

따뜻한 물　☕ ☕ ☕ ☕ ☕　/ 총 _____ mL

차가운 물(미지근한 물)　☕ ☕ ☕ ☕ ☕　/ 총 _____ mL

내일 할 것 Memo

<운동>

<음식>

DAY 53

Date.

*	시간	먹은 것	메모
아침			
점심			
간식			
저녁			

CHECK LIST

| 운동 |

- 전신 스트레칭 ☐ _____
- 유산소 운동 ☐ _____
- 전신 운동(초/중/상) ☐ _____
- 복근 운동 ☐ _____
- 하체 운동 ☐ _____
- 스미홈트 프로젝트 ☐ _____

| 생활습관 |

- 눈 뜨자마자 따뜻한 물 마셨나요? ☐
- 점심은 1인분만 먹었나요? ☐
- 점심 자유식 후 따뜻한 물 마셨나요? ☐
- 어제 계획한 대로 오늘 잘 지켰나요? ☐
- 영양제는 챙겨 먹었나요? ☐

수분 섭취
(500mL 컵 기준)

따뜻한 물　　🍵 🍵 🍵 🍵 🍵　/ 총 _____ mL

차가운 물(미지근한 물)　🍵 🍵 🍵 🍵 🍵　/ 총 _____ mL

내일 할 것 Memo

<운동>　　　　　　　　　　　　<음식>

DAY **54**

Date. _____ _____ _____

*	시 간	먹 은 것	메 모
아침			
점심			
간식			
저녁			

| 운동 |

전신 스트레칭　☐　_____

유산소 운동　☐　_____

전신 운동(초/중/상)　☐　_____

복근 운동　☐　_____

하체 운동　☐　_____

스미홈트 프로젝트　☐　_____

| 생활습관 |

- 눈 뜨자마자 따뜻한 물 마셨나요?　☐
- 점심은 1인분만 먹었나요?　☐
- 점심 자유식 후 따뜻한 물 마셨나요?　☐
- 어제 계획한 대로 오늘 잘 지켰나요?　☐
- 영양제는 챙겨 먹었나요?　☐

CHECK LIST

수분 섭취　(500mL 컵 기준)

따뜻한 물　🍵 🍵 🍵 🍵 🍵　/ 총 _____ mL

차가운 물(미지근한 물)　🥤 🥤 🥤 🥤 🥤　/ 총 _____ mL

내일 할 것 Memo

\<운동\>　　　　　　　　　　　　\<음식\>

DAY 55

Date.

*	시간	먹은 것	메모
아침			
점심			
간식			
저녁			

CHECK LIST

| 운동 |

전신 스트레칭 ☐ _____
유산소 운동 ☐ _____
전신 운동(초/중/상) ☐ _____
복근 운동 ☐ _____
하체 운동 ☐ _____
스미홈트 프로젝트 ☐ _____

| 생활습관 |

- 눈 뜨자마자 따뜻한 물 마셨나요? ☐
- 점심은 1인분만 먹었나요? ☐
- 점심 자유식 후 따뜻한 물 마셨나요? ☐
- 어제 계획한 대로 오늘 잘 지켰나요? ☐
- 영양제는 챙겨 먹었나요? ☐

수분 섭취 (500mL 컵 기준)

따뜻한 물　🥤 🥤 🥤 🥤 🥤　/ 총 _____ mL
차가운 물(미지근한 물)　🥤 🥤 🥤 🥤 🥤　/ 총 _____ mL

내일 할 것 Memo

<운동>　　　　　　　　　　　　<음식>

DAY **5 6**

Date. _____ _____ _____

*	시 간	먹 은 것	메 모
아침			
점심			
간식			
저녁			

| 운동 |

전신 스트레칭 ☐ _____

유산소 운동 ☐ _____

전신 운동(초/중/상) ☐ _____

복근 운동 ☐ _____

하체 운동 ☐ _____

스미홈트 프로젝트 ☐ _____

| 생활습관 |

- 눈 뜨자마자 따뜻한 물 마셨나요? ☐
- 점심은 1인분만 먹었나요? ☐
- 점심 자유식 후 따뜻한 물 마셨나요? ☐
- 어제 계획한 대로 오늘 잘 지켰나요? ☐
- 영양제는 챙겨 먹었나요? ☐

CHECK LIST

수분 섭취   (500mL 컵 기준)

따뜻한 물   🍵 🍵 🍵 🍵 🍵   / 총 _____ mL

차가운 물(미지근한 물) 🍵 🍵 🍵 🍵 🍵   / 총 _____ mL

내일 할 것 Memo

<운동>   <음식>

DAY
43-56

✖ 두근두근 중간점검 ✖

시작 몸무게 >

현재 몸무게 >

56일 동안
다이어트하면서 >
느낀 점

총 감량한 몸무게 >

Memo

8 Week

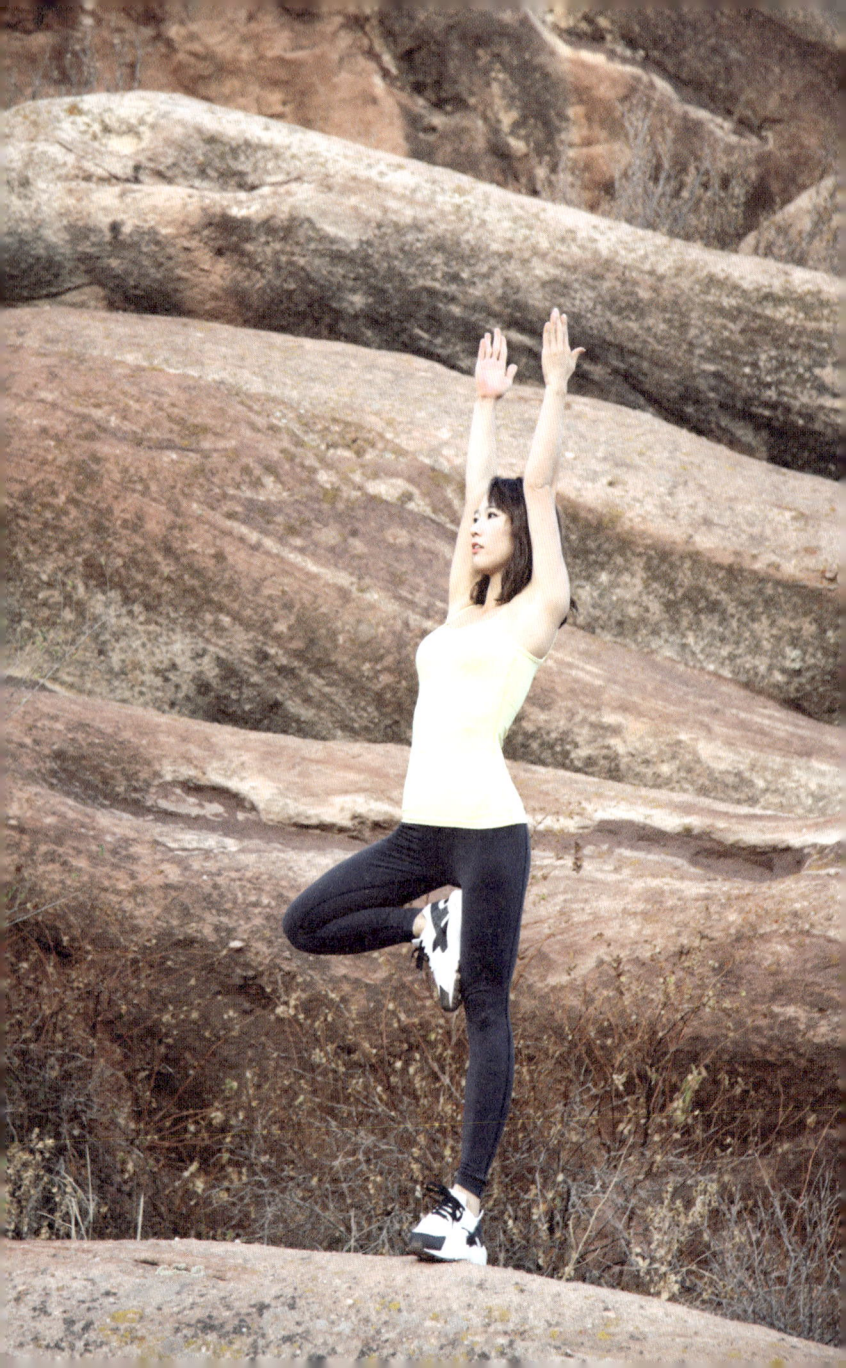

LOVE YOURSELF.

사람은 모두 다르고, 특별해요.
체형, 피부색, 재능 등 각자의 개성이 있어요.
똑같은 사람은 없죠.
하지만 요즘은 "이렇게 생기고 이렇게 하는 사람이
훌륭하고 멋진 사람이다."라고 딱 정해놓은 것 같아요.
여러분 자체만으로도 너무 아름다우니까
세상의 틀에 맞추려고 스트레스 받지 마세요.
자신이 뚱뚱하든 말랐든
'나는 스스로를 사랑하고, 내 몸에 대해 만족해.'라는
생각을 가지세요.

DAY 57

Date. _____

*	시 간	먹 은 것	메 모
아침			
점심			
간식			
저녁			

CHECK LIST

| 운동 |

- 전신 스트레칭 ☐ _____
- 유산소 운동 ☐ _____
- 전신 운동(초/중/상) ☐ _____
- 복근 운동 ☐ _____
- 하체 운동 ☐ _____
- 스미홈트 프로젝트 ☐ _____

| 생활습관 |

- 눈 뜨자마자 따뜻한 물 마셨나요? ☐
- 점심은 1인분만 먹었나요? ☐
- 점심 자유식 후 따뜻한 물 마셨나요? ☐
- 어제 계획한 대로 오늘 잘 지켰나요? ☐
- 영양제는 챙겨 먹었나요? ☐

수분 섭취 (500mL 컵 기준)

따뜻한 물 🥤 🥤 🥤 🥤 🥤 / 총 _____ mL

차가운 물(미지근한 물) 🥤 🥤 🥤 🥤 🥤 / 총 _____ mL

내일 할 것 Memo

<운동>

<음식>

DAY **58**

Date. _____ _____

*	시간	먹은 것	메모
아침			
점심			
간식			
저녁			

| 운동 |

전신 스트레칭 ☐ _____

유산소 운동 ☐ _____

전신 운동(초/중/상) ☐ _____

복근 운동 ☐ _____

하체 운동 ☐ _____

스미홈트 프로젝트 ☐ _____

| 생활습관 |

- 눈 뜨자마자 따뜻한 물 마셨나요? ☐
- 점심은 1인분만 먹었나요? ☐
- 점심 자유식 후 따뜻한 물 마셨나요? ☐
- 어제 계획한 대로 오늘 잘 지켰나요? ☐
- 영양제는 챙겨 먹었나요? ☐

CHECK LIST

수분 섭취   (500mL 컵 기준)

따뜻한 물	▽ ▽ ▽ ▽ ▽	/ 총 _____ mL
차가운 물(미지근한 물)	▽ ▽ ▽ ▽ ▽	/ 총 _____ mL

내일 할 것 Memo

<운동>   <음식>

DAY **5 9**

Date. _____ ___ ___

*	시 간	먹 은 것	메 모
아침			
점심			
간식			
저녁			

CHECK LIST

| 운동 |

전신 스트레칭 ☐ _____
유산소 운동 ☐ _____
전신 운동(초/중/상) ☐ _____
복근 운동 ☐ _____
하체 운동 ☐ _____
스미홈트 프로젝트 ☐ _____

| 생활습관 |

- 눈 뜨자마자 따뜻한 물 마셨나요? ☐
- 점심은 1인분만 먹었나요? ☐
- 점심 자유식 후 따뜻한 물 마셨나요? ☐
- 어제 계획한 대로 오늘 잘 지켰나요? ☐
- 영양제는 챙겨 먹었나요? ☐

수분 섭취 (500mL 컵 기준)

| 따뜻한 물 | 🍵 🍵 🍵 🍵 🍵 | / 총 _____ mL |
| 차가운 물(미지근한 물) | 🥤 🥤 🥤 🥤 🥤 | / 총 _____ mL |

내일 할 것 Memo

<운동>

<음식>

DAY 60

Date. _____ _____ _____

*	시간	먹은 것	메모
아침			
점심			
간식			
저녁			

| 운동 |

전신 스트레칭 ☐ _____

유산소 운동 ☐ _____

전신 운동(초/중/상) ☐ _____

복근 운동 ☐ _____

하체 운동 ☐ _____

스미홈트 프로젝트 ☐ _____

| 생활습관 |

- 눈 뜨자마자 따뜻한 물 마셨나요? ☐
- 점심은 1인분만 먹었나요? ☐
- 점심 자유식 후 따뜻한 물 마셨나요? ☐
- 어제 계획한 대로 오늘 잘 지켰나요? ☐
- 영양제는 챙겨 먹었나요? ☐

CHECK LIST

수분 섭취   (500mL 컵 기준)

따뜻한 물   ⌣ ⌣ ⌣ ⌣ ⌣   / 총 _____ mL

차가운 물(미지근한 물)   ⌣ ⌣ ⌣ ⌣ ⌣   / 총 _____ mL

내일 할 것 Memo

<운동>   <음식>

DAY **61**

Date. _____ _____

*	시 간	먹 은 것	메 모
아침			
점심			
간식			
저녁			

CHECK LIST

| 운동 |

- 전신 스트레칭 ☐ _____
- 유산소 운동 ☐ _____
- 전신 운동(초/중/상) ☐ _____
- 복근 운동 ☐ _____
- 하체 운동 ☐ _____
- 스미홈트 프로젝트 ☐ _____

| 생활습관 |

- 눈 뜨자마자 따뜻한 물 마셨나요? ☐
- 점심은 1인분만 먹었나요? ☐
- 점심 자유식 후 따뜻한 물 마셨나요? ☐
- 어제 계획한 대로 오늘 잘 지켰나요? ☐
- 영양제는 챙겨 먹었나요? ☐

수분 섭취 (500mL 컵 기준)

따뜻한 물   ▽ ▽ ▽ ▽ ▽   / 총 _____ mL

차가운 물(미지근한 물)   ▽ ▽ ▽ ▽ ▽   / 총 _____ mL

내일 할 것 Memo

<운동>   <음식>

DAY **62**

Date. _____ ____ ____

*	시 간	먹 은 것	메 모
아침			
점심			
간식			
저녁			

| 운동 |

전신 스트레칭 ☐ _____

유산소 운동 ☐ _____

전신 운동(초/중/상) ☐ _____

복근 운동 ☐ _____

하체 운동 ☐ _____

스미홈트 프로젝트 ☐ _____

| 생활습관 |

- 눈 뜨자마자 따뜻한 물 마셨나요? ☐
- 점심은 1인분만 먹었나요? ☐
- 점심 자유식 후 따뜻한 물 마셨나요? ☐
- 어제 계획한 대로 오늘 잘 지켰나요? ☐
- 영양제는 챙겨 먹었나요? ☐

CHECK LIST

수분 섭취 (500mL 컵 기준)

따뜻한 물   ☕ ☕ ☕ ☕ ☕   / 총 _____ mL

차가운 물(미지근한 물)   ☕ ☕ ☕ ☕ ☕   / 총 _____ mL

내일 할 것 Memo

<운동>   <음식>

DAY 63

Date. _____ _____

*	시간	먹은 것	메모
아침			
점심			
간식			
저녁			

CHECK LIST

| 운동 |

- 전신 스트레칭 ☐ _____
- 유산소 운동 ☐ _____
- 전신 운동(초/중/상) ☐ _____
- 복근 운동 ☐ _____
- 하체 운동 ☐ _____
- 스미홈트 프로젝트 ☐ _____

| 생활습관 |

- 눈 뜨자마자 따뜻한 물 마셨나요? ☐
- 점심은 1인분만 먹었나요? ☐
- 점심 자유식 후 따뜻한 물 마셨나요? ☐
- 어제 계획한 대로 오늘 잘 지켰나요? ☐
- 영양제는 챙겨 먹었나요? ☐

수분 섭취   (500mL 컵 기준)

따뜻한 물   ▽ ▽ ▽ ▽ ▽   / 총 _____ mL
차가운 물(미지근한 물)   ▽ ▽ ▽ ▽ ▽   / 총 _____ mL

내일 할 것 Memo

<운동>   <음식>

DAY **64**

Date. _____ ____ _____

*	시 간	먹 은 것	메 모
아침			
점심			
간식			
저녁			

| 운동 |

전신 스트레칭 ☐ _____

유산소 운동 ☐ _____

전신 운동(초/중/상) ☐ _____

복근 운동 ☐ _____

하체 운동 ☐ _____

스미홈트 프로젝트 ☐ _____

| 생활습관 |

- 눈 뜨자마자 따뜻한 물 마셨나요? ☐
- 점심은 1인분만 먹었나요? ☐
- 점심 자유식 후 따뜻한 물 마셨나요? ☐
- 어제 계획한 대로 오늘 잘 지켰나요? ☐
- 영양제는 챙겨 먹었나요? ☐

CHECK LIST

수분 섭취
(500mL 컵 기준)

따뜻한 물   ▽ ▽ ▽ ▽ ▽   / 총 _____ mL

차가운 물(미지근한 물)   ▽ ▽ ▽ ▽ ▽   / 총 _____ mL

내일 할 것 Memo

<운동>   <음식>

DAY 65

Date. _____ ____ ____

*	시 간	먹 은 것	메 모
아침			
점심			
간식			
저녁			

CHECK LIST

| 운동 |

전신 스트레칭 ☐ _____

유산소 운동 ☐ _____

전신 운동(초/중/상) ☐ _____

복근 운동 ☐ _____

하체 운동 ☐ _____

스미홈트 프로젝트 ☐ _____

| 생활습관 |

● 눈 뜨자마자 따뜻한 물 마셨나요? ☐

● 점심은 1인분만 먹었나요? ☐

● 점심 자유식 후 따뜻한 물 마셨나요? ☐

● 어제 계획한 대로 오늘 잘 지켰나요? ☐

● 영양제는 챙겨 먹었나요? ☐

수분 섭취 (500mL 컵 기준)

따뜻한 물   / 총 _____ mL

차가운 물(미지근한 물) / 총 _____ mL

내일 할 것 Memo

<운동>   <음식>

DAY 66

Date. _____ _____ _____

*	시 간	먹 은 것	메 모
아침			
점심			
간식			
저녁			

| 운동 |

- 전신 스트레칭 ☐ _____
- 유산소 운동 ☐ _____
- 전신 운동(초/중/상) ☐ _____
- 복근 운동 ☐ _____
- 하체 운동 ☐ _____
- 스미홈트 프로젝트 ☐ _____

| 생활습관 |

- 눈 뜨자마자 따뜻한 물 마셨나요? ☐
- 점심은 1인분만 먹었나요? ☐
- 점심 자유식 후 따뜻한 물 마셨나요? ☐
- 어제 계획한 대로 오늘 잘 지켰나요? ☐
- 영양제는 챙겨 먹었나요? ☐

CHECK LIST

수분 섭취 (500mL 컵 기준)

따뜻한 물   🥤 🥤 🥤 🥤 🥤   / 총 _____ mL

차가운 물(미지근한 물)   🥤 🥤 🥤 🥤 🥤   / 총 _____ mL

내일 할 것 Memo

<운동>   <음식>

DAY 67

Date. _____

*	시 간	먹은 것	메 모
아침			
점심			
간식			
저녁			

CHECK LIST

| 운동 |

- 전신 스트레칭 ☐ _____
- 유산소 운동 ☐ _____
- 전신 운동(초/중/상) ☐ _____
- 복근 운동 ☐ _____
- 하체 운동 ☐ _____
- 스미홈트 프로젝트 ☐ _____

| 생활습관 |

- 눈 뜨자마자 따뜻한 물 마셨나요? ☐
- 점심은 1인분만 먹었나요? ☐
- 점심 자유식 후 따뜻한 물 마셨나요? ☐
- 어제 계획한 대로 오늘 잘 지켰나요? ☐
- 영양제는 챙겨 먹었나요? ☐

수분 섭취
(500mL 컵 기준)

따뜻한 물   ▭ ▭ ▭ ▭ ▭   / 총 _____ mL

차가운 물(미지근한 물)   ▭ ▭ ▭ ▭ ▭   / 총 _____ mL

내일 할 것 Memo

<운동>   <음식>

DAY 68

Date. _____ _____ _____

*	시 간	먹 은 것	메 모
아침			
점심			
간식			
저녁			

| 운동 |

- 전신 스트레칭 ☐ _____
- 유산소 운동 ☐ _____
- 전신 운동(초/중/상) ☐ _____
- 복근 운동 ☐ _____
- 하체 운동 ☐ _____
- 스미홈트 프로젝트 ☐ _____

| 생활습관 |

- 눈 뜨자마자 따뜻한 물 마셨나요? ☐
- 점심은 1인분만 먹었나요? ☐
- 점심 자유식 후 따뜻한 물 마셨나요? ☐
- 어제 계획한 대로 오늘 잘 지켰나요? ☐
- 영양제는 챙겨 먹었나요? ☐

CHECK LIST

수분 섭취
(500mL 컵 기준)

따뜻한 물 　🍵 🍵 🍵 🍵 🍵 　/ 총 _____ mL

차가운 물(미지근한 물) 　🍵 🍵 🍵 🍵 🍵 　/ 총 _____ mL

내일 할 것 Memo

<운동>

<음식>

DAY 69

Date. _____ _____ _____

*	시 간	먹 은 것	메 모
아침			
점심			
간식			
저녁			

CHECK LIST

| 운동 |

전신 스트레칭 ☐ _____
유산소 운동 ☐ _____
전신 운동(초/중/상) ☐ _____
복근 운동 ☐ _____
하체 운동 ☐ _____
스미홈트 프로젝트 ☐ _____

| 생활습관 |

- 눈 뜨자마자 따뜻한 물 마셨나요? ☐
- 점심은 1인분만 먹었나요? ☐
- 점심 자유식 후 따뜻한 물 마셨나요? ☐
- 어제 계획한 대로 오늘 잘 지켰나요? ☐
- 영양제는 챙겨 먹었나요? ☐

수분 섭취 (500mL 컵 기준)

따뜻한 물 　🥤 🥤 🥤 🥤 🥤 　/ 총 _____ mL
차가운 물(미지근한 물) 　🥤 🥤 🥤 🥤 🥤 　/ 총 _____ mL

내일 할 것 Memo

<운동>　　　　　　　　　　　<음식>

DAY 70

Date. _____ _____ _____

*	시 간	먹 은 것	메 모
아침			
점심			
간식			
저녁			

| 운동 |

전신 스트레칭 ☐ _____

유산소 운동 ☐ _____

전신 운동(초/중/상) ☐ _____

복근 운동 ☐ _____

하체 운동 ☐ _____

스미홈트 프로젝트 ☐ _____

| 생활습관 |

- 눈 뜨자마자 따뜻한 물 마셨나요? ☐
- 점심은 1인분만 먹었나요? ☐
- 점심 자유식 후 따뜻한 물 마셨나요? ☐
- 어제 계획한 대로 오늘 잘 지켰나요? ☐
- 영양제는 챙겨 먹었나요? ☐

CHECK LIST

수분 섭취   (500mL 컵 기준)

따뜻한 물 ☕ ☕ ☕ ☕ ☕ / 총 _____ mL

차가운 물(미지근한 물) ☕ ☕ ☕ ☕ ☕ / 총 _____ mL

내일 할 것 Memo

<운동>

<음식>

DAY
57-70

✖ 두근두근 중간점검 ✖

시작 몸무게 >

현재 몸무게 >

70일 동안
다이어트하면서 >
느낀 점

총 감량한 몸무게 >

Memo

10 Week

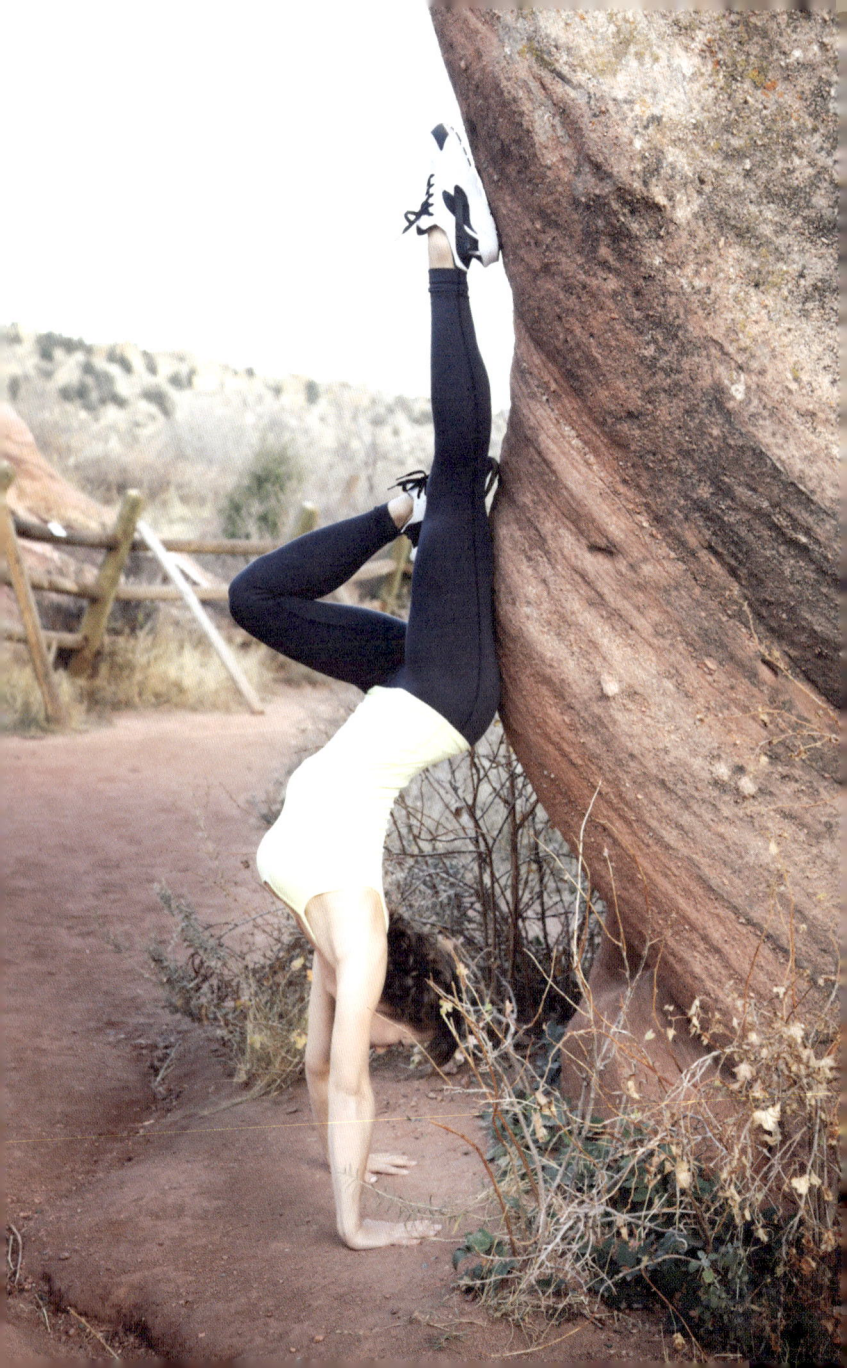

REAL BEAUTY IS INNER BEAUTY.

우리의 겉모습은 그리 중요하지 않아요.
우리가 운동과 규칙적인 식사를 하는 이유는
'건강한 몸을 위해서'라는 걸 잊지 마세요.
화려한 겉모습, 날씬한 몸매만이 전부가 아니라,
내면의 아름다움을 가꿔야 한다는 사실도 기억하세요.

DAY 71

Date. _____

*	시 간	먹 은 것	메 모
아침			
점심			
간식			
저녁			

CHECK LIST

| 운동 |

- 전신 스트레칭 ☐ _____
- 유산소 운동 ☐ _____
- 전신 운동(초/중/상) ☐ _____
- 복근 운동 ☐ _____
- 하체 운동 ☐ _____
- 스미홈트 프로젝트 ☐ _____

| 생활습관 |

- 눈 뜨자마자 따뜻한 물 마셨나요? ☐
- 점심은 1인분만 먹었나요? ☐
- 점심 자유식 후 따뜻한 물 마셨나요? ☐
- 어제 계획한 대로 오늘 잘 지켰나요? ☐
- 영양제는 챙겨 먹었나요? ☐

수분 섭취　　　　　　　　　　　　　　　　　(500mL 컵 기준)

따뜻한 물	▽ ▽ ▽ ▽ ▽	/ 총 _____ mL
차가운 물(미지근한 물)	▽ ▽ ▽ ▽ ▽	/ 총 _____ mL

내일 할 것 Memo

<운동>

<음식>

DAY 72

Date.

*	시 간	먹 은 것	메 모
아침			
점심			
간식			
저녁			

| 운동 |

전신 스트레칭 ☐ _____

유산소 운동 ☐ _____

전신 운동(초/중/상) ☐ _____

복근 운동 ☐ _____

하체 운동 ☐ _____

스미홈트 프로젝트 ☐ _____

| 생활습관 |

- 눈 뜨자마자 따뜻한 물 마셨나요? ☐
- 점심은 1인분만 먹었나요? ☐
- 점심 자유식 후 따뜻한 물 마셨나요? ☐
- 어제 계획한 대로 오늘 잘 지켰나요? ☐
- 영양제는 챙겨 먹었나요? ☐

CHECK LIST

수분 섭취   (500mL 컵 기준)

따뜻한 물   ▽ ▽ ▽ ▽ ▽   / 총 _____ mL

차가운 물(미지근한 물)   ▽ ▽ ▽ ▽ ▽   / 총 _____ mL

내일 할 것 Memo

<운동>   <음식>

DAY 73

Date. _____

*	시 간	먹 은 것	메 모
아침			
점심			
간식			
저녁			

CHECK LIST

| 운동 |

전신 스트레칭 ☐ _____

유산소 운동 ☐ _____

전신 운동(초/중/상) ☐ _____

복근 운동 ☐ _____

하체 운동 ☐ _____

스미홈트 프로젝트 ☐ _____

| 생활습관 |

- 눈 뜨자마자 따뜻한 물 마셨나요? ☐
- 점심은 1인분만 먹었나요? ☐
- 점심 자유식 후 따뜻한 물 마셨나요? ☐
- 어제 계획한 대로 오늘 잘 지켰나요? ☐
- 영양제는 챙겨 먹었나요? ☐

수분 섭취　　　　　　　　　　　　　　　　　　　　　　(500mL 컵 기준)

따뜻한 물　　　🍵 🍵 🍵 🍵 🍵　　　/ 총 _____ mL

차가운 물(미지근한 물)　🍵 🍵 🍵 🍵 🍵　　　/ 총 _____ mL

내일 할 것 Memo

<운동>　　　　　　　　　　　　　　<음식>

DAY 74

Date. _____ ____ ____

*	시 간	먹 은 것	메 모
아침			
점심			
간식			
저녁			

| 운동 |

- 전신 스트레칭 ☐ _____
- 유산소 운동 ☐ _____
- 전신 운동(초/중/상) ☐ _____
- 복근 운동 ☐ _____
- 하체 운동 ☐ _____
- 스미홈트 프로젝트 ☐ _____

| 생활습관 |

- 눈 뜨자마자 따뜻한 물 마셨나요? ☐
- 점심은 1인분만 먹었나요? ☐
- 점심 자유식 후 따뜻한 물 마셨나요? ☐
- 어제 계획한 대로 오늘 잘 지켰나요? ☐
- 영양제는 챙겨 먹었나요? ☐

CHECK LIST

수분 섭취 (500mL 컵 기준)

| 따뜻한 물 | 🥤 🥤 🥤 🥤 🥤 | / 총 _____ mL |
| 차가운 물 (미지근한 물) | 🥤 🥤 🥤 🥤 🥤 | / 총 _____ mL |

내일 할 것 Memo

<운동>

<음식>

DAY 75

Date.

*	시간	먹은 것	메모
아침			
점심			
간식			
저녁			

CHECK LIST

| 운동 |

- 전신 스트레칭 ☐ _____
- 유산소 운동 ☐ _____
- 전신 운동(초/중/상) ☐ _____
- 복근 운동 ☐ _____
- 하체 운동 ☐ _____
- 스미홈트 프로젝트 ☐ _____

| 생활습관 |

- 눈 뜨자마자 따뜻한 물 마셨나요? ☐
- 점심은 1인분만 먹었나요? ☐
- 점심 자유식 후 따뜻한 물 마셨나요? ☐
- 어제 계획한 대로 오늘 잘 지켰나요? ☐
- 영양제는 챙겨 먹었나요? ☐

수분 섭취   (500mL 컵 기준)

따뜻한 물   ⛾ ⛾ ⛾ ⛾ ⛾   / 총 _____ mL

차가운 물(미지근한 물) ⛾ ⛾ ⛾ ⛾ ⛾   / 총 _____ mL

내일 할 것 Memo

<운동>   <음식>

DAY 76

Date. _____ _____ _____

*	시 간	먹 은 것	메 모
아침			
점심			
간식			
저녁			

| 운동 |

- 전신 스트레칭 ☐ _____
- 유산소 운동 ☐ _____
- 전신 운동(초/중/상) ☐ _____
- 복근 운동 ☐ _____
- 하체 운동 ☐ _____
- 스미홈트 프로젝트 ☐ _____

| 생활습관 |

- 눈 뜨자마자 따뜻한 물 마셨나요? ☐
- 점심은 1인분만 먹었나요? ☐
- 점심 자유식 후 따뜻한 물 마셨나요? ☐
- 어제 계획한 대로 오늘 잘 지켰나요? ☐
- 영양제는 챙겨 먹었나요? ☐

CHECK LIST

수분 섭취   (500mL 컵 기준)

따뜻한 물	🍵 🍵 🍵 🍵 🍵	/ 총 _____ mL
차가운 물(미지근한 물)	🍵 🍵 🍵 🍵 🍵	/ 총 _____ mL

내일 할 것 Memo

<운동>   <음식>

DAY 77

Date. ____ ____ ____

*	시 간	먹 은 것	메 모
아침			
점심			
간식			
저녁			

CHECK LIST

| 운동 |

- 전신 스트레칭 ☐ _____
- 유산소 운동 ☐ _____
- 전신 운동(초/중/상) ☐ _____
- 복근 운동 ☐ _____
- 하체 운동 ☐ _____
- 스미홈트 프로젝트 ☐ _____

| 생활습관 |

- 눈 뜨자마자 따뜻한 물 마셨나요? ☐
- 점심은 1인분만 먹었나요? ☐
- 점심 자유식 후 따뜻한 물 마셨나요? ☐
- 어제 계획한 대로 오늘 잘 지켰나요? ☐
- 영양제는 챙겨 먹었나요? ☐

수분 섭취   (500mL 컵 기준)

| 따뜻한 물 | ▽ ▽ ▽ ▽ ▽ | / 총 _____ mL |
| 차가운 물(미지근한 물) | ▽ ▽ ▽ ▽ ▽ | / 총 _____ mL |

내일 할 것 Memo

<운동>   <음식>

DAY 78

Date. _____ _____ _____

*	시 간	먹 은 것	메 모
아침			
점심			
간식			
저녁			

| 운동 |

전신 스트레칭 ☐ _____

유산소 운동 ☐ _____

전신 운동(초/중/상) ☐ _____

복근 운동 ☐ _____

하체 운동 ☐ _____

스미홈트 프로젝트 ☐ _____

| 생활습관 |

- 눈 뜨자마자 따뜻한 물 마셨나요? ☐
- 점심은 1인분만 먹었나요? ☐
- 점심 자유식 후 따뜻한 물 마셨나요? ☐
- 어제 계획한 대로 오늘 잘 지켰나요? ☐
- 영양제는 챙겨 먹었나요? ☐

CHECK LIST

수분 섭취 (500mL 컵 기준)

| 따뜻한 물 | 🍵 🍵 🍵 🍵 🍵 | / 총 _____ mL |
| 차가운 물(미지근한 물) | 🍵 🍵 🍵 🍵 🍵 | / 총 _____ mL |

내일 할 것 Memo

<운동>   <음식>

DAY 79

Date.

*	시 간	먹 은 것	메 모
아침			
점심			
간식			
저녁			

CHECK LIST

| 운동 |

- 전신 스트레칭 ☐ _____
- 유산소 운동 ☐ _____
- 전신 운동(초/중/상) ☐ _____
- 복근 운동 ☐ _____
- 하체 운동 ☐ _____
- 스미홈트 프로젝트 ☐ _____

| 생활습관 |

- 눈 뜨자마자 따뜻한 물 마셨나요? ☐
- 점심은 1인분만 먹었나요? ☐
- 점심 자유식 후 따뜻한 물 마셨나요? ☐
- 어제 계획한 대로 오늘 잘 지켰나요? ☐
- 영양제는 챙겨 먹었나요? ☐

수분 섭취
(500mL 컵 기준)

따뜻한 물　🍵 🍵 🍵 🍵 🍵　/ 총 _____ mL

차가운 물(미지근한 물)　🍵 🍵 🍵 🍵 🍵　/ 총 _____ mL

내일 할 것 Memo

<운동>　　　　　　　　　　　<음식>

DAY 80

Date. _____ ___ ___

*	시 간	먹 은 것	메 모
아침			
점심			
간식			
저녁			

| 운동 |

전신 스트레칭 ☐ _____

유산소 운동 ☐ _____

전신 운동(초/중/상) ☐ _____

복근 운동 ☐ _____

하체 운동 ☐ _____

스미홈트 프로젝트 ☐ _____

| 생활습관 |

- 눈 뜨자마자 따뜻한 물 마셨나요? ☐
- 점심은 1인분만 먹었나요? ☐
- 점심 자유식 후 따뜻한 물 마셨나요? ☐
- 어제 계획한 대로 오늘 잘 지켰나요? ☐
- 영양제는 챙겨 먹었나요? ☐

CHECK LIST

수분 섭취
(500mL 컵 기준)

| 따뜻한 물 | ▽ ▽ ▽ ▽ ▽ | / 총 _____ mL |
| 차가운 물 (미지근한 물) | ▽ ▽ ▽ ▽ ▽ | / 총 _____ mL |

내일 할 것 Memo

<운동>   <음식>

DAY 81

Date. _____ _____ _____

*	시 간	먹 은 것	메 모
아침			
점심			
간식			
저녁			

CHECK LIST

| 운동 |

- 전신 스트레칭 ☐ _____
- 유산소 운동 ☐ _____
- 전신 운동(초/중/상) ☐ _____
- 복근 운동 ☐ _____
- 하체 운동 ☐ _____
- 스미홈트 프로젝트 ☐ _____

| 생활습관 |

- 눈 뜨자마자 따뜻한 물 마셨나요? ☐
- 점심은 1인분만 먹었나요? ☐
- 점심 자유식 후 따뜻한 물 마셨나요? ☐
- 어제 계획한 대로 오늘 잘 지켰나요? ☐
- 영양제는 챙겨 먹었나요? ☐

수분 섭취 (500mL 컵 기준)

| 따뜻한 물 | ▽ ▽ ▽ ▽ ▽ | / 총 _____ mL |
| 차가운 물 (미지근한 물) | ▽ ▽ ▽ ▽ ▽ | / 총 _____ mL |

내일 할 것 Memo

<운동>   <음식>

DAY 82

Date. _____ _____ ____

*	시간	먹은 것	메모
아침			
점심			
간식			
저녁			

| 운동 |

전신 스트레칭 ☐ _____
유산소 운동 ☐ _____
전신 운동(초/중/상) ☐ _____
복근 운동 ☐ _____
하체 운동 ☐ _____
스미홈트 프로젝트 ☐ _____

| 생활습관 |

- 눈 뜨자마자 따뜻한 물 마셨나요? ☐
- 점심은 1인분만 먹었나요? ☐
- 점심 자유식 후 따뜻한 물 마셨나요? ☐
- 어제 계획한 대로 오늘 잘 지켰나요? ☐
- 영양제는 챙겨 먹었나요? ☐

CHECK LIST

수분 섭취
(500mL 컵 기준)

따뜻한 물　　🥤 🥤 🥤 🥤 🥤　／ 총 _____ mL
차가운 물(미지근한 물)　🥤 🥤 🥤 🥤 🥤　／ 총 _____ mL

내일 할 것 Memo

<운동>　　　　　　　　　　　<음식>

DAY 83

Date. _____ _____ _____

*	시 간	먹 은 것	메 모
아침			
점심			
간식			
저녁			

CHECK LIST

| 운동 |

전신 스트레칭 ☐ _____

유산소 운동 ☐ _____

전신 운동(초/중/상) ☐ _____

복근 운동 ☐ _____

하체 운동 ☐ _____

스미홈트 프로젝트 ☐ _____

| 생활습관 |

- 눈 뜨자마자 따뜻한 물 마셨나요? ☐
- 점심은 1인분만 먹었나요? ☐
- 점심 자유식 후 따뜻한 물 마셨나요? ☐
- 어제 계획한 대로 오늘 잘 지켰나요? ☐
- 영양제는 챙겨 먹었나요? ☐

수분 섭취   (500mL 컵 기준)

따뜻한 물   ☕ ☕ ☕ ☕ ☕   / 총 _____ mL

차가운 물(미지근한 물)   ☕ ☕ ☕ ☕ ☕   / 총 _____ mL

내일 할 것 Memo

<운동>   <음식>

DAY 84

Date. _____

*	시 간	먹 은 것	메 모
아침			
점심			
간식			
저녁			

| 운동 |

전신 스트레칭 ☐ _____

유산소 운동 ☐ _____

전신 운동(초/중/상) ☐ _____

복근 운동 ☐ _____

하체 운동 ☐ _____

스미홈트 프로젝트 ☐ _____

| 생활습관 |

- 눈 뜨자마자 따뜻한 물 마셨나요? ☐
- 점심은 1인분만 먹었나요? ☐
- 점심 자유식 후 따뜻한 물 마셨나요? ☐
- 어제 계획한 대로 오늘 잘 지켰나요? ☐
- 영양제는 챙겨 먹었나요? ☐

CHECK LIST

수분 섭취
(500mL 컵 기준)

따뜻한 물 　🥤 🥤 🥤 🥤 🥤　/ 총 _____ mL

차가운 물(미지근한 물) 🥤 🥤 🥤 🥤 🥤　/ 총 _____ mL

내일 할 것 Memo

<운동>

<음식>

DAY
71-84

✖ 두근두근 중간점검 ✖

시작 몸무게　>

현재 몸무게　>

84일 동안
다이어트하면서　>
느낀 점

총 감량한 몸무게　>

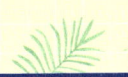
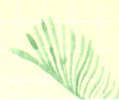

Memo

◆
◇

12 Week

EPILOGUE

흔히 우리는 다이어트 실패의 원인을 '의지부족'이라고 생각해요. 나는 정말 살을 빼고 싶어서 열심히 노력했지만, 내 의지가 부족해서 늘 다이어트를 실패했다고 생각하며 자책을 하지요. 하지만 가만히 생각해보면, 의지부족이 문제가 아니라, 나도 모르게 내 몸에 배어있는 '나쁜 습관' 때문에 다이어트에 실패하는 일이 많아요.

저 역시 이전에 유행하던 수없이 많은 다이어트를 따라하면서도 늘 작심삼일로 끝났던 이유는 내가 가지고 있는 '나쁜 습관'을 그대로 유지한 채로 늘 새로운 것만 내 몸에 집어넣으려고 하니깐 너무 힘들어 작심삼일로 끝이 났던 거예요. 그런데 제가 이렇게 다이어트에 성공하고 지금껏 유지를 하고 있는 이유는 바로 이러한 '나쁜 습관'을 버렸기 때문이에요.

아침에 늦게 일어나는 습관, 아침을 굶고 배가 고프기도 전에 늘 과자나 군것질을 입이 심심할 때마다 먹었던 습관, 살이 쪘다 싶으면 굶고, 나중에 배가 고플 때까지 기다려 몰아먹었던 습관, 배가 불러도 음식이 아까워서 계속 먹었던 습관 등등…. 이런 저의 '나쁜 습관'을 깨우치게 된 계기가 바로 다이어트 플래너를 작성하면서였어요.
'아… 내가 하루를 이런 식으로 보내는구나.'
'모든 사람에게 주어진 24시간을 나는 대부분 별일 아닌 일로 보내는구나.'

저는 깨닫게 되었어요. 그렇게 다이어트를 다짐하며 내 생활의 한 달을 계획하고, 하루를 계획하고, 언제 무엇을 먹고, 어떤 운동을 할지까지 세세히 계획하며 실행을 하니깐, 자연스럽게 제가 갖고 있던 나쁜 습관들이 떨어져나가기 시작했어요. 물론 이것도 쉽지 않았어요.

습관이란 걸 바꾸려면 정말 많은 노력이 필요해요. 하지만 이전처럼 나쁜 습관을 유지한 채 무조건 저염식, 저칼로리, 고강도의 운동만으로 살을 빼려고 했을 때보다는 확실히 덜 스트레스를 받더라고요.

여러분도 이 플래너를 작성하면서 어느 정도 느꼈을 거라 믿어요.
"나쁜 습관은 어떤 것들이 있었나요?"
"짧으면 짧고, 길면 길다는 세 달 동안 꾸준히 여러분들이 계획한 대로 진행하면서, 나쁜 습관들이 어느 정도 고쳐진 것 같은가요?"
3년 같은 세 달 동안 이 플래너를 작성하고 실행하면서 나쁜 습관들이 조금씩 사라지고, 평생할 수 있는 좋은 습관들을 못해도 하나둘씩 얻었으리라 믿어요.

이제 정말 시작이에요. 평생 수십 년 동안 유지해왔던 나의 나쁜 습관들을 알아가고, 그것들에 조그만 변화를 주어 좋은 습관으로 바꾸는 데 세 달이 걸렸어요. 그러니까 우리 조금 더 좋은 습관이 온전히 내 것이 될 때까지 꾸준히 노력해봐요. 다이어트 중 가장 중요한 게 체중계에 보여지는 단순한 숫자의 변화가 아니라, 내가 평생 꾸준히 할 수 있는 '좋은 습관'이라는 걸 늘 기억하길 바라며! 음식에 대한 강박, 체중계 숫자에 대한 강박을 버리고 자연스럽게 좋은 습관, 규칙적인 습관을 통해서 꾸준히 건강한 몸을 만들고 유지하는 여러분이 되길 기대할게요. 파이팅!

스미홈트
다이어트 플래너

1판 1쇄 발행 2017년 3월 23일
1판 5쇄 발행 2019년 1월 10일

지은이 박스미
펴낸이 고병욱

기획편집실장 김성수 **책임편집** 양춘미 **기획편집** 이새봄 김소정 **외서기획** 엄정빈
마케팅 이일권 송만석 현나래 김재욱 김은지 이애주 오정민 **디자인** 공희 진미나 백은주
제작 김기창 **관리** 주동은 조재언 **총무** 문준기 노재경 송민진 우근영

펴낸곳 청림출판(주)
등록 제1989-000026호

본사 06048 서울시 강남구 도산대로 38길 11 청림출판(주) (논현동 63)
제2사옥 10881 경기도 파주시 회동길 173 청림아트스페이스 (문발동 518-6)
전화 02-546-4341 **팩스** 02-546-8053
홈페이지 www.chungrim.com **이메일** life@chungrim.com
블로그 blog.naver.com/chungrimlife **페이스북** www.facebook.com/chungrimlife

ⓒ 박스미, 2017

ISBN 978-89-97195-05-3 (13690)

- 이 책은 저작권법에 따라 보호를 받는 저작물이므로 무단 전재와 무단 복제를 금합니다.
- 책값은 뒤표지에 있습니다. 잘못된 책은 구입하신 서점에서 바꾸어 드립니다.
- 청림Life는 청림출판(주)의 논픽션·실용도서 전문 브랜드입니다.